协和
妇科内分泌手册
—— PUMCH ——
GYNECOLOGICAL ENDOCRINE MANUAL

主　编　郁　琦　邓　姗

编者名单（以姓氏笔画为序）

王　雪　　王亚平　　王含必　　邓成艳

田秦杰　　孙正怡　　孙爱军　　肖亚玲

陈　蓉　　周远征　　甄璟然

人民卫生出版社

图书在版编目（CIP）数据

协和妇科内分泌手册 /郁琦，邓姗主编 .—北京：人民卫生出版社，2018

ISBN 978-7-117-25994-1

I. ①协…　II. ①郁…②邓…　III. ①妇科病 – 内分泌病 – 诊疗 – 手册　IV. ①R711-62

中国版本图书馆 CIP 数据核字（2018）第 047111 号

| 人卫智网 | www.ipmph.com | 医学教育、学术、考试、健康，购书智慧智能综合服务平台 |
| 人卫官网 | www.pmph.com | 人卫官方资讯发布平台 |

协和妇科内分泌手册

主　　编：郁　琦　邓　姗
出版发行：人民卫生出版社（中继线 010-59780011）
地　　址：北京市朝阳区潘家园南里 19 号
邮　　编：100021
E - mail：pmph @ pmph.com
购书热线：010-59787592　010-59787584　010-65264830
印　　刷：北京中科印刷有限公司
经　　销：新华书店
开　　本：850 × 1168　1/32　印张：9
字　　数：185 千字
版　　次：2018 年 5 月第 1 版　2024 年 12 月第 1 版第 12 次印刷
标准书号：ISBN 978-7-117-25994-1/R·25995
定　　价：39.00 元

打击盗版举报电话：010-59787491　E-mail：WQ @ pmph.com
（凡属印装质量问题请与本社市场营销中心联系退换）

序

这是近年北京协医院妇产科推出的"临床工作手册"的一部分，突出基础理论和临床实践。

我一向认为妇科内分泌或生殖内分泌是妇产科学的内科学基础，无论日后或现在从事任何妇产科学亚专业，内分泌的生理、病理，各种检查指标、意义，内分泌学的用药、掌控，都是每个妇产科医生必备的知识和技能。现今，又有了一些新的实验室检查和特殊的手术操作。因此，可以说，这部"手册"不仅是从事妇科内分泌医生的必读书，也应是所有妇产科医生必备的参考书。

协和妇产科内分泌学专业是在林巧稚大夫高瞻远瞩之精心部署下，由葛秦生大夫主持建立发展的，现在已经拥有众多教授、副教授以及青年医生组成的实力雄厚的队伍，其中又有发育缺陷、月经障碍、不育助孕、围绝经期相关问题等深入分野。在综合医院、综合科室的全面协作与推进下发展，形成了许多新的学科交叉点，如青少年妇科学、肿瘤内分泌学、骨代谢学、女性发育障碍及畸形学、子宫内膜异位症综合治疗管理等，成为全面发展又突出特点的专业领域。在妇产科学、生殖医学、妇女保健等学术组织担任重要角色，推动学科发展，促进国内外学术交流与合作。

所以，我们高兴地把这本"手册"奉献给同道。是对林巧稚、葛秦生教授及前辈老师们的尊崇与致意，是对后来者的鼓励和鞭策,也是建立一个与广大同道、读者交流的平台。

希望对各位有所裨益,并请指教不逮。

郎景和

中国工程院院士

中国医学科学院 北京协和医学院

北京协和医院妇产科主任 教授

中华医学会妇产科分会 主任委员

《中华妇产科杂志》总编辑

中国医师协会妇产科分会会长

二〇一八年春

前　言

　　妇科内分泌又称生殖内分泌,是研究女性特有的激素分泌、调控和作用的学科。生殖内分泌的根本目的就是排卵与生育。广义来说,自从有生物诞生以来,所有生物生存在这个世界上,穷其一生的所作所为,最终的目的只有一个,就是繁育后代。从这个角度看,身体的所有其他系统,都是为了生殖系统服务的,是围绕着生殖运转的。除了内外生殖器官本身外,调控这些器官发生、发育并完成生育的妇科内分泌系统是维系生殖功能的重要,且不可或缺的一部分,在妇产科领域中,如何强调其重要性都不为过。

　　在很多医院,内科和外科的各个亚专业均独立成科,但妇产科在几乎所有医院里,鲜有此举。妇科内分泌作为妇产科内的一个重要的亚专业,与妇产科的各个专业都有着千丝万缕的联系。作为一名妇产科大夫,根本不可能搞肿瘤的只关注肿瘤,炎症的只管炎症,同理,妇科内分泌大夫也不能只关注激素。许多妇科肿瘤就是生殖内分泌激素紊乱的结果,子宫内膜癌,就是一个典型的例子。如果只关注于手术和放射治疗,将使治疗存在巨大的偏颇。这是一个需要综合激素治疗、体重管理、生活方式管控、生育促进以及手术和放化疗等各种治疗方式的系统工程。再比如炎症,似乎与内分泌关系不大,但老年性阴道炎和幼女阴道炎正是雌激素的缺乏所导致。产科的分娩过程似乎不牵涉妇科内分泌,但能够成功怀孕,却有赖于正常的激素周期性分泌;而且怀孕期间生殖激素的大幅度变化对一些疾病如红斑狼疮和子宫内膜异位症的影响,以及产后雌激素水平剧烈下降所导致的产后抑郁症都与内分泌关系密切。此外,由于某些妇科肿瘤生长于卵巢等内分泌器官,因此除了肿瘤本身带来的临床表现外,还可能产生激素,从而造成内分泌紊乱,影响到多个器官的功能甚至会发生解剖学改变。这种妇科内分泌与妇产科其他各个专业的互动模式,造成专业的交叉而密不可分。

　　近年来,人们又逐渐发现,除了生育功能外,妇科内分泌还有着众多的维持健康的作用。例如,随着人类寿命的延长,人类逐渐可以存活到生育功能丧失之后,也就是绝经。那么在卵巢失去功能之后,是否就意味着妇科内分泌的激素也不再需要了呢? 在对老年女性的观察中发现,除了各种萎缩和衰老以外,长期雌激素的缺乏与骨矿物质的丢失、糖脂代谢的紊乱、神经系统的退行性变,甚至体形的改变都有着莫大的奇妙关联。这是一个新生事物,在 70 年前,人类寿命仅在 50 岁之前的年代里,这样的现象和治疗需求都是不存在的。而现今,业已成为社会、家庭和工作单位中坚力量的中老年妇女的重要健康问题,其相关治疗措施也是影响老年女性生活质量的重要举措,甚至也已成为国家卫生经济政策的重要参考。

　　妇科内分泌贯穿女性一生,实际上,女性一生的分期就是基于雌激素的从无到有,到稳定,又到紊乱,进而从有到无直至长期缺乏而制定。妇科内分泌所涉及的疾病是妇产科门诊中最常见的疾病,也是女性一生中最容易罹患的疾病。了解各种激素的分泌机制和作用原理,对于给每一位女性"提供全生命周期的健康保健"这一国家健康战略,具有重大意义。

要做好妇科内分泌大夫,基础是要了解妇科内分泌的激素分泌和调控,但仅仅知识的储备和了解是不够的,妇科内分泌大夫在医生群体都不缺少的智商的基础上,还需要有较高的情商。这是因为在妇科内分泌领域中存在着大量的、貌似司空见惯但实际上还是未知的领域。比如子宫内膜脱落形成月经的机制,正反馈的产生,两种细胞两种促性腺激素学说等,均无定论。这样,讨论甚至争论就成为常态。要与患者讨论,把深奥的妇科内分泌知识用患者能听的懂的语言简单说清;与其他科的医生讨论,了解并解释各个内分泌轴系的交互作用;与妇产科其他专业的医生讨论,探讨激素治疗和助孕的时机和条件;也要与同为妇科内分泌专业的医生进行讨论,因为大家对于这些看不见摸不着的激素调控,以及各种处理方法的利弊关系很可能存在分歧意见。讨论沟通,最重要的就是要让沟通能够进行下去,否则别人的看法你无法听到,你的可能是正确的观点也无法让其他人接受。情商在这一方面就起到了异常重要的作用。

北京协和医院妇产科妇科内分泌专业组是由中国妇产科事业的奠基人林巧稚教授亲自指派,选择葛秦生教授创立的。经过一代又一代的发扬光大,业已成为有着更年期管理、辅助生育、妇科内分泌手术治疗和妇科内分泌门诊等多个分类的学科。本书集中了妇科内分泌医生的智慧,在老一辈专家辛勤耕耘的基础上,从妇科内分泌基础和思维方式入手,系统讲述了涉及妇科内分泌的各种疾病的诊治和技术操作,注重临床思路的协和模式,希望对读者的临床妇科内分泌疾病的诊治有所帮助。当然,也希望各位读者在阅读本书之后,提出自己的想法和观点,我们将认真听取吸收,以期对本领域的发展提供助力。

郁琦

二〇一八年三月

目　录

PART3 常用技术与药物

PART1 基 础 篇

第一章 | 妇科内分泌学的特点与思维

妇科内分泌,即生殖内分泌,是研究女性生殖内分泌轴及其各种异常所带来的疾病的一门临床医学。具体来说就是针对中枢 - 下丘脑 - 垂体 - 卵巢 - 子宫内膜这样一套系统的生理作用以及病理生理状况,并解决由于这些生理和病理生理状况所带来的疾病状态。

一、妇科内分泌的疾病种类众多

妇科内分泌的疾病种类众多,大致分为四类:

1. **月经相关疾病** 包括各种疾病状态造成的月经紊乱。包括多囊卵巢综合征、高泌乳素血症、月经量过多、经期出血时间过长、各种非经期的出血、月经周期过长或过短、各种原因造成的闭经、月经初潮过早或过晚、月经结束过早或过晚。

2. **不育** 包括各种原因引起的不能怀孕和怀孕后的反复自发流产,以及为了解决这些问题所需要采取的医疗措施,如包括宫腹腔镜在内的各种检查和治疗手段以及各种辅助生育技术。

3. **绝经相关疾病** 包括由于早期雌激素波动性下降出现的各种更年期症状,由于雌激素缺乏造成的各种萎缩症状,以及由于长期雌激素缺乏所造成的如骨质疏松症等严重影响生活质量的老年慢性代谢性疾病。

4. 性发育异常　这是一组由于各种基因水平的异常造成的性腺发育异常、性染色体异常和性激素合成及受体异常所带来的疾病，虽然属于罕见病，但对于妇科内分泌的思维要求很高，同时也为我们认识各种激素的作用提供了无法替代的帮助。

二、妇科内分泌的特点

妇科内分泌是研究女性独特的内分泌系统的临床学科，其重要性如何强调都不为过。实际上，女性之所以是一个女性，也就是之所以与男性不同，正是因为有着这样一套与男性不同的妇科内分泌系统。这样一套内分泌系统使得女性从外观、体形、语音、思维方式以及内外生殖器官均与男性不同，更为重要的是，这种不同使得女性在人类繁衍中承担了与男性不同，实际上比男性更为重要的职责。

1. 妇科内分泌是具有内科特点的手术科室。

临床医学从整体上来说可以分成手术科室和非手术科室两大类，那么属于妇产科的妇科内分泌应该属于手术科室还是非手术科室呢？其实这也是妇产科本身的特点，引用郎景和院士一句话："妇科内分泌是妇产科的内科学基础。"假如女性没有这样一套专门的内分泌系统，只是关注动刀的话，任何的肿瘤和畸形的手术以及化疗等，外科完全可以承担，之所以有妇科内分泌，甚至有妇产科的存在，就是这样一套专门的内分泌系统使得女性的内外生殖器官具有特殊性，各种治疗和手术方式也不一样。

比如：妇科内分泌大夫对"始基子宫"和"幼稚子宫"的认识往往更深入，看似很小不可能发育的子宫，其实可能只是由于激素的缺乏尚未发育而已,在激素补充治疗后可以有完全不同的变化。甚至含有 Y 染色体的性腺发育不全的患者,在激素补充治疗下可以获得月经和辅助生育机会,弥补了残缺人生中的些许遗憾,比不知情的斩草除根式要幸运得多。

2. 与其他临床医学有所不同的是妇科内分泌所要解决的问题,并不仅限于病理状态,某些生理状态或者被认为是生理状态的情况也是需要干预的。

如前所述,促生育治疗在妇科内分泌中占据着重要的位置,特别是辅助生育治疗,也就是俗称为"试管婴儿"的体外受精 - 胚胎移植,近年来发展迅猛。而在体外受精 - 胚胎移植中的一个重要步骤,就是要促排卵。这项医疗干预措施,在很多情况下,并非是因为患者有排卵障碍,也就是患者并无不排卵的病理状况,是具有正常的生理性排卵的。这项医疗措施的应用,是为了进行体外受精 - 胚胎移植过程中各个步骤均有可能发生卵母细胞和胚胎的损失,同时也是因为胚胎移植的成功率有限,为了节省费用,省却反复取卵的风险,而为多数生殖中心普遍采用。

再如,绝经是一种生理状态,很多人认为生理状态是不需要干预的,但正如图 1-1 所示,绝经并非是一个自古即有的普遍现象,这并非是因为古人不会绝经,而是因为在人类进化的百万年历程中,人类的平均寿命超过 50 岁,只是近 60~70 年的事情。所以并非是古人不会绝经,而是古人活不到绝经,而目前中国妇女预期寿命已接近,部分地区已经超过 80 岁。就像各种关节疾病、2 型糖尿病和高血压一样,寿命不到一定长度,是不会普遍发生的。故而,绝经应被视为一种老年疾病,随着人类寿命的延长,加强对于绝经管理的关注,势在必行。

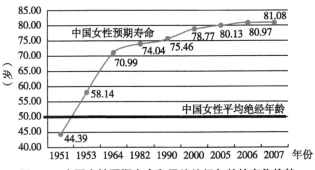

图1-1　中国女性预期寿命和平均绝经年龄的变化趋势

3. 妇科内分泌疾病的治疗很多是基于控制而非治疗,更遑论治愈。

所谓内分泌疾病,大多属于慢性疾病,而且确切的病因并不清楚。因此,在治疗上应以控制疾病的发展,预防其所带来的危害为主要目的,根治疾病,就目前来说,还不可能。

就拿目前比较热门的疾病多囊卵巢综合征来说,目前的普遍看法,认为是一种环境因素诱发的遗传疾病,而具体的遗传此病的基因尚不清楚,而且即使找到了致病基因,实际上由于基因治疗尚不可能,也还是无法根治。因此,目前采用的所有称为治疗多囊卵巢综合征的方法,实际上都不是为了治疗多囊卵巢综合征本身,而是为了解决和预防由多囊卵巢综合征所带来的月经失调、代谢异常、高雄症状和生育障碍。换一个角度去思考,如果一个女性,没有多毛痤疮等高雄问题,月经正常,不胖不瘦,无糖尿病高血压,且需要怀孕的时候就能正常怀孕,那么她就是一个生理功能正常的女性。即使为了达到这种状态需要长期控制和治疗,也是应该的。

不育的治疗也是一样,一个多囊卵巢综合征有排卵障碍的女性,当然不易自然怀孕,通过促排卵治疗怀了孕,无再生育要求,那么保持其每月排卵,或彻底解决其无排卵问题其实很困难,很麻烦,也根本没有可能。因此,在完成生育计划之后,长期采用某种内分泌方法,维持其月经,就是一种行之有效的简单方法。

4. 妇科内分泌最能体现经验医学、循证医学和价值医学的关系。内分泌似乎看不见摸不着,远无手术科室那么直截了当。而且很多疾病还处于病因不清的状态中,因此经验医学曾经大行其道。但我们不是神医,我们在临床工作中,不能仅凭一些经验来处理些临床问题。有人自称有什么好的秘方,好的方法,如何如何有效,如何去判断这些东西到底可信不可信呢? 就需要循证医学。循证医学就是要有良好的证据,那么要引用这些证据首要考虑的就是,如果这个病不治疗,病人会有什么后果,比如一个病人的嗓子疼,扁桃腺发炎了,你是治还是不治啊? 不治疗的后果是什么?

循证医学与经验医学的区别,主要是:①评价结果的指标不同,循证医学更重视以满意的终点指标为主要评价指标;②其次是证据的来源不同,循证医学倡导的是慎重、准确而明智地应用目前所能获得的最佳证据,即 RCT 结果;③此外,对研究方法的要求不同,循证医学强调的是采用 RCT 方法,对大样本病例进行系统观察和评价;④最后是对样本量的要求不同,循证医学要求证据的获得是基于大样本、多中心、大规模的临床试验。可以说,循证医学从根本上克服经验医学模式下的无序医疗,向着有序医疗的目标迈进。

当然,人体是复杂的,循证是相对的,不可能涵盖疾病的方方面面,也不可能包括各种复杂的变化,因此,在某些情况下还要借鉴医师的丰富个人经验。但这种经验在累积到一定程度,当与他人的经验有相对分歧的时候,又应该据此进行循证的研究加以证实,这实际上就是转化医学的本质。

循证医学的主要创始人、国际著名临床流行病学家David Sackett教授对循证医学的最新定义为:"慎重、准确和明智地应用目前可获取的最佳研究证据,同时结合临床医师个人的专业技能和长期临床经验,考虑患者的价值观和意愿,完美地将三者结合在一起,制订出具体的治疗方案。"显然,现代循证医学要求临床医师既要努力寻找和获取最佳的研究证据,又要结合个人的专业知识包括疾病发生和演变的病理生理学理论以及个人的临床工作经验,结合他人(包括专家)的意见和研究结果;既要遵循医疗实践的规律和需要,又要根据"病人至上"的原则,尊重患者的个人意愿和实际可能性,尔后再作出诊断和治疗上的决策。

因此循证医学具有四大基本特征:①将最佳临床证据、熟练的临床经验和患者的具体情况这三大要素紧密结合在一起寻找和收集最佳临床证据旨在得到更敏感和更可靠的诊断方法,更有效和更安全的治疗方案,力争使患者获得最佳治疗结果;②重视确凿的临床证据;③以满意终点作为评价治疗方法的目标;④采用大样本、多中心和随机双盲的研究方法。

循证医学提供的多种证据,其临床应用的价值并

PART1

非都是相同的,因而需要对这些证据作评价积分级。Howden 等将证据分为 4 个等级,其中 A 级、B 级为最佳证据,均来自大样本的随机对照临床试验(randomized controlled trial,RCT)和系统性评价(systematic review)或荟萃分析(meta-analysis),或对这些随机对照临床试验所作的系统性评价和荟萃分析。这类证据可认为是评价临床治疗效果的金标准,也是借以作出临床决策的可靠依据。循证医学的证据级别如下:

A 级证据:具有一致性的、在不同群体中得到验证的随机对照临床研究、队列研究、全或无结论式研究、临床决策规则。

(1)证据来自大型随机对照试验,或来自系统性评价和荟萃分析。

(2)证据来自至少一项"全或无"的高质量队列研究。

(3)证据来自至少一项中等大小样本量的随机对照试验;或者来自对一些小样本试验(汇集的病例数应达到中等数量)所作的荟萃分析。

(4)证据来自至少一项随机对照试验。

B 级证据:具有一致性的回顾性队列研究、前瞻性队列研究、生态性研究、结果研究、病例对照研究,或是 A 级证据的外推得出的结论。

(1)证据来自至少一项高质量的非随机性队列研究。

(2)证据来自至少一项高质量的病例对照研究。

(3)证据来自至少一项高质量的病例系列报告。

C 级证据:病例序列研究或 B 级证据外推得出的结论。

D 级证据: 没有关键性评价的专家意见,或是基于基础医学研究得出的证据。

但是,是不是有了循证医学的证据,且具有医学经验,就能够很好地处理妇科内分泌问题了呢? 实际上,仅仅基于上述证据和经验,还是不能制定出一个良好的临床路径,还要参考的一个重要组成部分就是患者的情况,也就是患者意愿、身体状况和经济状况,也就是价值医学。这里指的价值,并非是单纯的金钱衡量标准,而是患者的利益所在,也就是需要制定一个基于现有医疗水平和经济状况的患者利益最大化的临床诊疗路径。

以不育治疗为例,如果仅考虑循证医学证据,那么体外受精 - 胚胎移植肯定是所有不育治疗方法中一次性成功率最高的。但是,据此所有不育的患者均应即刻采用试管婴儿治疗吗? 显然还应该考虑患者的意愿和经济状况。患者的意愿是为了妊娠,作为一个医师应该考虑的是选择一个让该患者有终生最高累积妊娠的可能,而不是立即采用单一妊娠率最高的某一方法。而且,不育本身并不是一个病因诊断,而是基于病程的诊断,要经过一年的试孕还不能怀孕方能诊断,换句话说"不育是试出来的"。这句话适用于不育的诊断,同样适用于不育的治疗过程。要想获得一个终生最高累积妊娠的可能,就要把握好所有怀孕的机会,有限的循证医学和经验医学证据表明,任何一种输卵管检查之后,只要有一根输卵管是通的,在之后的 6 个月中是具有相当高的妊娠机会的,因此充分利用这 6 个月时间是不育治疗的关键,而不是仅凭"输卵管上举"或"通而不畅"这些并无循证医学甚至也无经验医学证据,只

PART1

是想当然的描述,就贸然进行进一步的检查和治疗。

5. 妇科内分泌对于精准医学的理解的差异。

精准医学是近年来发展起来的一门学科,其基本概念是以各种疾病的发生和对治疗的反应均由基因所决定这一基本思路,在疾病发生之前找到这一疾病发生基因的携带者,对疾病加以预防,甚至可以设计胚胎的基因,让这个疾病不出现;一旦患病后,也要根据患病者基因的不同,设计不同的治疗方案,有针对性选择最敏感的药物进行治疗。

2014 年,两个健康的试管婴儿来到人世,被视为"带动"单分子生物学技术的一大进步。因为他们的健康有赖于出生前一项单分子层面的检测技术,该技术让他们减少了携带父母体内的遗传病基因的可能。这对于防患遗传病和整个生物医学都意义重大,不过,如此重要的单分子生物学还是一个年轻的学科。毕竟,人类对自身的认识还很肤浅,大多数疾病发生的基因还不清楚,尤其是妇科内分泌疾病,几乎所有疾病的病因都还处于朦胧状态,更不用说定位到基因水平了。因此,妇科内分泌疾病,尤其是不育的治疗,还不能采用精准医学的思路去进行,也没有相应的基础。但是,让我们用更朴素的想法去理解精准医学:内分泌的各种测定手段,以往都有较大变异,偏差较大,如果能够采用极为精准的方法进行各项测定,比如,能以排除各种外界干扰、极为精准的方法测定基础体温,就会给排卵监测提供一种极为简便易行的方法。精准,无处不在。

6. 妇科内分泌是转化医学的天然孵化器。

所谓转化医学,就是从临床工作中发现不能解决的问题,将问题提出到实验室,经实验室研究出结果后,再回到临床应用,临床据此应用后再发现新的问题,然后再进入实验室寻找答案,如此循环往复,推动医学发展。妇科内分泌是神秘的,很多事情是不清楚的,比如月经出血的机制、胚胎种植的机制、胚胎分化的机制等,到现在都还是一个谜。这些问题的解决,将导致医学的重大进步,这也为转化医学提供了巨大的研究前景。

三、妇科内分泌意识

"妇科内分泌大夫要有内分泌意识",这是妇科内分泌前辈们经常教育我们的话。何谓妇科内分泌意识呢? 个人以为,主要指这样几个方面:

1. 在尽可能的情况下,尽力保存患者的内分泌功能。

卵巢功能分成两个部分:排卵和激素分泌(主要是雌激素的分泌),卵巢功能的丧失就意味着这两个功能的丧失。排卵功能丧失即丧失了繁殖的能力,而激素分泌功能的丧失则影响更为广泛、持久且严重。因此,卵巢功能的保护及妇科内分泌功能的保护,对于女性来说至关重要。

比如,绝经后的卵巢仍有分泌雄激素的作用,切除后仍可能出现绝经期症状,内分泌大夫更支持知情选择的保留。功能性卵巢肿瘤,导致高雌激素血症或高雄激素血症,以性索间质低度恶性或良性为主,性分化异常相关的肿瘤也以低度恶性的精原细胞瘤为主,决定了妇泌相关肿瘤以附件切除为主,都是有所依据的。在药物治疗中,应避免对卵巢功能有损伤的药物的应用,如雷公藤等;在手术过程中,应避免对卵巢的机械损伤,卵巢囊肿的剔除过程中尽量采用锐性分离方式,少用或不用电热分割手段,同时应尽可能恢复输卵管功能,分离粘连,保存输卵管伞端。

医学是保守的,因为其一举一动,都与健康和生命息息相关,医学又是发展最快的学科,又要求我们不断更新知识,"活到老学到老"。还是拿输卵管来说,近来的学说初步表明,卵巢肿瘤,特别是恶性肿瘤,有很大可能性来自输卵管。因此,在面对严重影响试管婴儿成功率的积水的输卵管时,妇科内分泌,尤其是生殖的大夫,将面对切除输卵管可能影响卵巢功能,而仅做根部切断,又失去了一次很好地降低未来卵巢癌风险的机会,这样一种两难的境地。而这些观点,目前都还没有充足的循证医学证据,需要进一步研究。

2. 在分析妇科病情的过程中,应该考虑妇科内分泌紊乱的因素,而不是将器质性疾病作为唯一选择。

虽然各种器质性疾病的种类众多,但在女性一生中,最常罹患的还是由于妇科内分泌功能紊乱造成的各种疾病。妇科内分泌贯穿女性一生,女性一生的分期依据,就是根据在女性一生中妇科内分泌功能的变化而划分的。从儿童期的性早熟、性发育迟缓和性发育异常青春期无排卵型功血,从育龄期的不育、反复流产、多囊卵巢综合征、高泌乳素血症和各种因素造成的月经紊乱以及卵巢早衰,还有围绝经期的各种症状以及绝经后各种老年慢性代谢性疾病;即使是炎症,幼女性阴道炎和老年性阴道炎也是由于雌激素缺乏造成的;虽然肿瘤似乎是一种器质性疾病,但肿瘤的发生很多也是由于妇科内分泌异常造成,子宫内膜癌就是典型,而且很多妇科良恶性肿瘤也有激素分泌功能。

再比如,性发育异常中某些先天性肾上腺皮质增生导致的高孕激素血症相关的卵巢囊肿,某些性早熟伴发的卵巢囊肿,放置左炔诺孕酮宫内缓释系统期间出现的卵巢囊肿等,通常也是生理性的,而反复针对囊肿的手术不解决根本问题,症结还在于调整激素水平。

异常子宫出血是妇产科常见的异常症状,诚然,见到异常子宫出血时最可怕的当然是妊娠和子宫内膜病变等器质性问题。用简单的方法排除妊娠相关出血后,是不是就一定要立即取内膜活检呢? 实际上,在各个年龄段,这种非妊娠的异常子宫出血,特别是 40 岁以下的女性,大多数是由于功能失调所造成的。功能失调造成的出血的一个基本特点是用药物控制可以取得良好的效果,这样就给试验性治疗带来了一个机会:用药物可以控制好的出血,一般来说不会有内膜病变;在临床上要注意,一旦发现药物控制不理想的状况,要及时进行子宫内膜病理检查。

3. 内分泌即激素,妇科内分泌激素的作用是十分广泛的,也是人体所必不可少的。

虽然医务工作者对此是了解的,但对于激素的作用其实并不熟悉。而且在大众中普遍存在的对激素的恐惧和误解心理的影响之下,对妇科内分泌激素的缺乏所带来的健康影响不够重视,往往对妇科内分泌激素药物的应用存在疑虑。这些问题的存在,导致如口服避孕药和绝经激素治疗等在全球范围内得到的广泛应用并为广大妇女带来深远益处的妇科内分泌激素治疗在国内受到抵触,应用人群极少。因此妇科内分泌医师的一个重要任务就是进行医师教育、患者教育和大众教育。

PART1

另一方面,由于对激素有较为深入的了解,妇科内分泌医师更有胆识和分寸去使用生殖激素,比如在治疗排卵障碍性异常子宫出血时尤其游刃有余:撤退性出血静观其变,大剂量止血从容不破,内膜转化有理有据,阶梯式撤退有条不紊。大多数妇科医师认为激素很微妙,不敢轻易使用,止步于对症止血,不少时候延误了患者的治疗。

4. 坚守道德底线。

妇科内分泌的疾病的诊治,涉及多方伦理考量,特别是生育和辅助生育技术的应用,牵涉几代人。我们不能唯技术论,认为我们掌握了某种助孕技术,被患者说成是"送子观音",就真的把自己当成"送子观音"了。我们应该做的,是让适合怀孕的人,健康地生出健康的单胎。对于任何影响后代的措施,实施起来要慎之又慎,某些貌似是为了孩子好的措施,实际会怎样我们并不能预料,也无法征求孩子的意见。

四、妇科内分泌医师应该具备的特质

妇科内分泌,是妇产科里既需要缜密的思维,又需要有较强的动手能力,同时又需要有良好沟通能力的学科,总的来说妇科内分泌医师需要如下的特质:

1. 具有较高的情商。

进行基础研究主要需要的能力是智商,需要有好的点子;而临床医师在智商的基础上,还需要较高的情商。情商是在与人沟通时所需要的能力,而沟通在妇科内分泌疾病的诊治中十分重要。由于妇科内分泌知识往往晦涩难懂,患者无法想象,同时需要与妇科内分泌互相配合的其他科医师,甚至妇产科其他专业的医师也对妇科内分泌不甚了了,而且即使同为妇科内分泌医师,对同一问题的分析,可能也会有所分歧。因此,与患者沟通,与其他科室医师沟通,与妇产科其他专业的医师沟通,与妇科内分泌同事沟通就成为妇科内分泌大夫的日常工作。在短短的几分钟就诊时间内,医师要把复杂的妇科内分泌知识用简单的语言向患者解释清楚,又要把貌似简单的事情进行深入思考,用已有的内分泌理论加以解释。

　　妇科内分泌疾病几乎都是需要长期、多次就诊的疾病,让患者能坚持在你这里看病,即提高患者的依从性,也是妇科内分泌大夫的主要本领之一。沟通不好导致患者失去信心频繁更换医师,对患者疾病的治疗和医师在同行中的形象都是很不利的。以多囊卵巢综合征为例,关键是要让病人了解这是一个无法治愈,需要长期控制的疾病,而治疗的基础是生活方式调整,只要控制好了,患者所担忧的包括生育障碍等问题都是可以解决的。在妇科内分泌疾病的思路上,由于很多疾病的机制不是很明确,同事与自己意见相左也是常见现象,由于内分泌系统的特殊性、神秘性,有时很难明确哪种思路是正确的,即所谓"公说公有理,婆说婆有理"的现象在妇科内分泌中时常可见。求同存异是沟通的关键,在沟通中最关键的是要让沟通持续下去,急躁而粗暴地否定他人是不可取的。其实,这种分歧是一个可贵的点子,恰恰可以用来指导临床研究,以循证医学的方法,找出分歧的答案。

　　2. 具有强大的逻辑思维能力。

　　虽然妇科内分泌也需要进行输卵管检查的宫腹腔镜等手术,但内分泌疾病需要有强大的逻辑思维为基础。比如在绝经激素治疗中,引发担忧的一个主要因素是发生率极为广泛的子宫肌瘤。作为一种雌激素依赖性肿瘤,虽然是良性的,会不会在绝经激素治疗中不断生长呢? 逻辑应该是这样的:肌瘤是绝经前长出来的,而绝经前卵巢功能尚存时产生的雌激素大约是绝经激素治疗的雌激素水平的 5~10 倍,因此绝经激素治疗对肌瘤的总体影响是很小的。这一逻辑推论,实际上也获得了大量循证医学的支持。

3. 广闻博采,熟知多个科室的知识。

妇科内分泌的疾病有一个特点,就是一种疾病说是一个病,其实是多种疾病的一个共同临床表现,比如不育和反复流产,实际上的病因包括了内科和妇产科等多个科室的疾病;另一方面就是一个病会导致多种结果,可能会牵涉到多个科室,比如多囊卵巢综合征和绝经,虽然是一个病,但其结果并非仅局限于妇科内分泌,将可能导致多种代谢问题,涉及内分泌科、心内科、骨科和妇科肿瘤等。因此,妇科内分泌大夫还要对这些科室的疾病有所了解。

妇科内分泌是一个交叉学科,涉及多个科室,疾病复杂,很多病因不清,无法根治,虽然貌似病情不重,不受重视,但实际上如果不治疗的话后果严重,且在妇科疾病中占据重要位置,发生率极高。作为妇科内分泌医师,应该具有妇科内分泌思维,以哲学辩证为基础考虑问题;培养自己的情商和逻辑思维能力,善于与患者和同事沟通和交流,博采众长,知识全面,同时坚守伦理道德底线,方能成为一个合格的妇科内分泌医师。

（郁　琦）

第二章 | 妇科内分泌基础

第一节　卵巢的生命周期

一、定义

从青春期开始到绝经前，卵巢在形态和功能上发生的周期性变化称为"卵巢周期"。卵巢周期可以分为卵泡期、排卵期和黄体期。

二、卵泡的发育与成熟

从始基卵泡到成熟卵泡需要经历窦前生长期、窦周生长期和依赖于促性腺激素的指数生长期三个阶段。其中从始基卵泡至窦前卵泡约需 9 个月；而从窦前卵泡至成熟卵泡，约需 85 天或 3 个月经周期。窦前卵泡的发育不依赖于促性腺激素，当卵泡直径达 0.2~0.4mm 时，颗粒细胞产生液体，堆积形成腔，进入窦状卵泡期。窦状卵泡由 5mm 发育到排卵前卵泡主要依靠 FSH 刺激，卵泡直径可达 16mm，在此期间发生卵泡的募集并完成优势卵泡的选择。

"募集"是指窦状卵泡发育的后期，相当于前一卵巢周期的黄体期及本期卵泡早期，血清 FSH 超过一定阈值后，卵巢内一组窦状卵泡群进入生长发育轨道，但发育中的卵泡可随时出现退化而离开生长轨道。"选择"是指约在月经周期的第 7 天，在被募集的发育卵泡群中,FSH 阈值最低的一个卵泡,优先发育成为优势卵泡,其余的卵泡逐渐退化闭锁。

三、排卵

卵母细胞和它周围的卵丘颗粒细胞一起被排出的过程称为排卵。

在排卵前,优势卵泡分泌的雌激素升高,对下丘脑产生正反馈作用,下丘脑大量释放 GnRH,刺激垂体释放促性腺激素,大约在排卵前 36 小时出现 LH 峰,促使卵母细胞完成减数分裂,排出第一极体,初级卵母细胞成熟为次级卵母细胞。排卵过程还需要孕酮和前列腺素的合成,发挥相应的辅助作用。

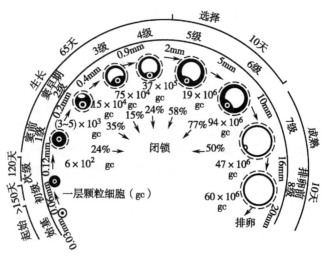

图 2-1　成人卵巢内卵泡的生长发育及
各级生长卵泡出现的比例

四、黄体的形成和退化

排卵后,破裂的卵泡重新组织形成黄体。卵泡破裂后,从周围间质来的毛细血管和成纤维细胞增殖和渗透,并穿过基底板进入黄体,形成一个富含血管的网状结构。同时壁颗粒细胞发生总称为"黄体化"的形态改变,这些细胞与周围的卵泡膜-间质细胞和侵入的血管相互作用形成黄体。黄体是排卵后性甾体激素主要来源。黄体功能的寿命期一般为(14±2)天。排卵后如果妊娠,妊娠滋养细胞分泌的 hCG 可维持黄体功能,产生孕酮,以协助维持早期妊娠直至胎盘黄体功能的转换。如果未孕,它将转化为无血管的瘢痕,称为白体。黄体的退化包括功能改变(例如内分泌改变,最显著的是孕酮生成降低)和结构改变(例如凋亡和组织退化)。

第二节　月经周期及其神经内分泌调节

一、定义

月经是指伴随卵巢周期性排卵而出现的子宫内膜周期性脱落及出血,是女性生殖功能成熟的标志之一。

二、月经周期的临床表现

第一次月经来潮称为月经初潮。月经初潮年龄多在 10~13 岁之间,初潮年龄受各种内外因素的影响。我国各地区月经初潮年龄相差不大,但体质强壮及营养好者,月经初潮略早。

正常月经具有周期性,间隔 21~35 天,一般持续

PART1

3~7 天,月经量为 5~80ml。正常女性中,月经持续时间及出血量的差异很大,如每月失血量超过 80ml 即为月经过多。月经血一般为暗红色,不凝固,偶有小凝块。

三、子宫内膜组织学的周期性变化

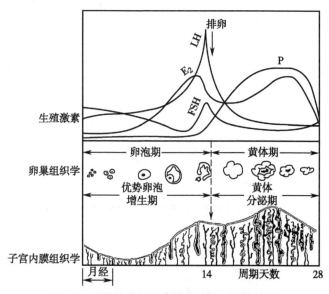

图 2-2　月经周期中下丘脑 - 垂体 - 卵巢轴以及子宫内膜的变化

（一）增殖期

月经出血的第 5~14 天,在雌激素的作用下,内膜表面上皮、腺体、间质细胞和血管呈增殖状态。

（二）分泌期

排卵后 1~5 天,雌激素的存在使内膜继续增厚;在孕激素的作用下,子宫内膜呈分泌反应,腺体更增长弯曲,间质水肿。排卵后第 5~10 天,腺体扩张弯曲达最高程度,腺腔内有糖原等分泌物,间质水肿更甚,细胞肥大呈蜕膜样变,螺旋小动脉盘旋扩张。

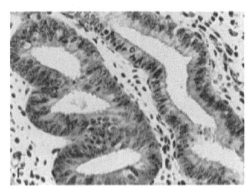

图 2-3　分泌晚期子宫内膜,间质蜕膜样变

(三)月经期

经前 24 小时,内螺旋动脉阶段性阵发性痉挛及扩张,导致内膜功能层远端血管壁及其组织缺血坏死,剥脱出血。第 2 天功能层广泛出血并脱落,第 3~4 天腺体和间质开始再生。

四、月经周期的神经调节

下丘脑、垂体与卵巢之间相互调节、相互影响,形成了完整又协调的神经内分泌系统,影响月经周期的调节。下丘脑分泌 GnRH,调节垂体分泌 FSH 和 LH,从而调控卵巢发生周期性排卵,并伴有卵巢激素分泌的周期性变化,卵巢雌孕激素的周期性变化导致子宫内膜的周期性变化,从而导致月经的周期性变化。另外,卵巢分泌的性腺激素对下丘脑垂体的激素合成和分泌又有反馈调节的作用,从而使循环中的 LH 和 FSH 呈密切相关的周期性变化。

第三节　下丘脑和垂体的调控

一、下丘脑结构

下丘脑位于大脑底部,分为内侧区和外侧区。其中内侧区含有与内分泌系统中枢调节有关的大部分结构。内侧区由一组神经细胞组成。其中最重要的是前区、结节区和后区。通常认为结节区的神经元产生大多数下丘脑激素。

二、垂体结构

垂体位于下丘脑下方。由腺垂体(前叶)、神经垂体(后叶)和垂体间叶组成。

1. **腺垂体**　腺垂体在解剖和功能上都与下丘脑连在一起,称为“下丘脑 - 垂体轴”。它可接受下丘脑产生的肽类激素调节。同时,腺垂体的激素通过反馈机制作用于下丘脑。垂体前叶分泌 7 种主要激素,分别直接对相应组织起作用,其中与生殖相关的促性腺激素包括卵泡雌激素(FSH)和黄体生成素(LH),另外还有生长激素(GH)、促甲状腺激素(TSH)、促肾上腺皮质激素(ACTH)、催乳素(PRL)和促黑素(MSH)。

2. **神经垂体**　神经垂体是下丘脑的延伸。包括正中隆起、垂体柄和垂体的神经叶。神经垂体产生两种激素:催产素和血管加压素。

三、下丘脑 - 垂体轴的神经内分泌调控

下丘脑主要通过各种神经递质（乙酰胆碱、儿茶酚胺、5-HT、氨基酸递质及多肽类神经活性物质）、神经调节物质和下丘脑促垂体神经激素［促性腺激素释放激素（GnRH）、促甲状腺激素释放激素（TRH）、促肾上腺激素释放激素（CRH）、生长激素释放抑制因子（SRIF）、生长激素释放激素（GHRH）和泌乳素抑制因子（PIF）］来调节生殖功能在内的全身内分泌功能。

四、下丘脑 - 垂体 - 性腺轴功能调节

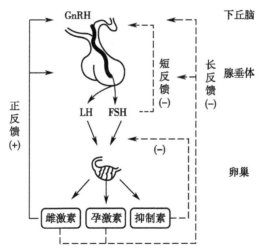

图 2-4 神经内分泌系统的反馈调节机制示意图

（一）下丘脑 - 垂体 - 靶腺轴的反馈调节

下丘脑分泌的激素调节垂体前叶激素的分泌，垂体前叶激素调节靶腺分泌，反过来，靶腺激素对下丘

PART1

脑、垂体的分泌也起到调节作用,因而下丘脑、垂体和靶腺之间存在着相互依赖、相互制约的关系,这种关系称为反馈调节作用。

1. 负反馈调节 当血中靶腺激素增多时,反过来抑制下丘脑、垂体激素的分泌,主要见于下丘脑 - 垂体 - 甲状腺轴、下丘脑 - 垂体 - 肾上腺轴、下丘脑 - 垂体 - 性腺轴及垂体前叶激素与相应的下丘脑释放激素间的调节。

2. 正反馈调节 与负反馈相反,当血中靶腺激素浓度增高时兴奋(而不是抑制)下丘脑、垂体,促进相应促激素的分泌,三大神经内分泌轴调节系统中,仅女性排卵过程中的性激素和下丘脑 - 垂体促性腺激素之间的调节属于正反馈调节。

3. 其他 在下丘脑、垂体前叶和性腺之间的反馈调节,除正负反馈外,还包括以下 3 个水平的反馈调节机制:①长反馈指性激素对下丘脑或垂体前叶的反馈作用;②短反馈指垂体激素反馈作用于下丘脑;③超短反馈指下丘脑或垂体激素对下丘脑或垂体本身的反馈作用。

(二)下丘脑 - 垂体 - 卵巢轴的相互关系

女性生殖功能的内分泌调节主要通过下丘脑、垂体和卵巢组成的生殖功能调节轴来控制。各腺体之间的反馈调节的关系可以分为以下几种:

1. 长负反馈 大量雌激素抑制垂体分泌 FSH。大量孕激素对垂体分泌 LH 呈抑制作用;雌孕激素协同作用时,负反馈更为显著。雄激素对下丘脑 - 垂体激素的分泌以负反馈为主。

2. 长正反馈 排卵前大量雌激素兴奋垂体分泌 LH。

3. 短反馈　促性腺激素 FSH 和 LH 作用于下丘脑影响 GnRH 的分泌。

4. 超短反馈　血液中 GnRH 的变化水平反过来作用于下丘脑,调节自身的分泌。

第四节　妇科内分泌激素的合成、代谢与调节

一、促性腺激素的合成与分泌

促性腺激素包括黄体生成素(LH)和卵泡刺激素(FSH),由垂体前叶的促性腺细胞合成和分泌。LH 在卵泡早期下降,然后逐渐上升直至排卵期,随后快速下降。FSH 波动性较小,当循环中雌激素的浓度低于 200pg/ml 时对垂体 FSH 的分泌起抑制作用。因此,在卵泡早期,随卵泡发育,由于卵巢分泌雌激素的增加,垂体释放 FSH 受到抑制,使循环中 FSH 下降。当卵泡接近成熟,卵泡分泌雌激素使循环中雌激素达到高峰,循环中雌激素浓度达到或高于 200pg/ml 时,即刺激下丘脑 GnRH 和垂体 LH、FSH 大量释放,形成循环中的 LH、FSH 排卵峰。在黄体期,雌孕激素对垂体 LH 和 FSH 的合成为抑制作用,循环中 LH、FSH 水平降低;黄体萎缩时,由于雌孕激素下降,使雌孕激素对 LH、FSH 的抑制解除,故 LH、FSH 又回升,卵泡又开始发育,新的卵巢周期开始。

二、性腺激素的合成与代谢

性腺激素包括雌激素、孕激素和雄激素,由卵巢的

25

颗粒细胞和泡膜细胞分泌。性激素的合成途径有两种，一种是孕烯醇酮途径，另一种是孕酮途径。在不同组织中，由不同酶系统合成不同的最终产物。性甾体激素生物合成的途径如图 2-5 所示。

血液循环中的甾体主要在肝脏中代谢，转换以后的代谢物大多呈结合分子形式，以葡萄糖醛酸化物经尿排泄，也有一部分形成磺酸酯。睾酮和雄烯二酮 A 环上有类似的还原反应，以葡萄糖醛酸化物或磺酸盐形式经尿排出。雌激素则大部分以雌酮、雌二醇、雌三醇及 2- 羟基雌酮的葡萄糖醛酸化物或磺酸盐经尿排出。

三、妇科内分泌激素合成的调节

在生殖周期中 FSH 和 LH 的合成与分泌受到精密的调控。促性腺激素的表达受下丘脑因子（主要是GnRH）、垂体内因子（主要为肽类、激活素和卵泡抑制素）和性腺反馈（甾体和肽类）的综合调节。GnRH 是以非持续脉冲方式分泌，促进垂体分泌促性腺激素，进而作用于卵巢，促进卵巢的卵泡发育，从而促进性腺激素分泌。若 GnRH 持续作用则会抑制促性腺细胞功能。促性腺激素生物合成与分泌受两个性腺反馈系统的调节，即性腺甾体系统和激活素 - 抑制素 - 卵泡抑制素系统。性腺甾体系统，包括雌激素、孕激素和雄激素，作用于下丘脑和垂体。激活素 - 抑制素和卵泡抑制素系统是近 10 年来，从卵泡液中分离到的三个多肽因子。抑制素的生理作用是选择性地抑制垂体 FSH 分泌。激活素在垂体局部起自分泌作用，刺激 FSH 的生物合成与分泌。卵泡抑制素与抑制素和激活素的 β 亚单位具有亲和力，激活素与其结合后失去刺激 FSH 的作用。

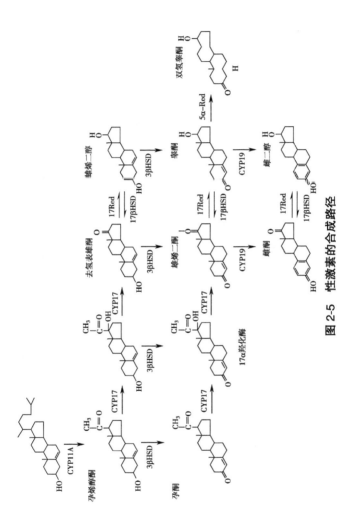

图 2-5 性激素的合成路径

PART1

总之,这两个系统作用于 GnRH 的脉冲刺激是叠加的,其总的效应为抑制作用。

第五节 前列腺素与生殖

一、前列腺素化学结构

前列腺素(PG)类物质包括前列腺素、血栓素和白三烯。PG 是一类含有 20 个碳原子的不饱和脂肪酸——前列烷酸,由一个 5 碳环和 2 条侧链组成,按 5 碳环结构不同分为若干型(PGA~H),其化学结构如下:

二、前列腺素的生物合成和代谢

机体许多组织的细胞膜都含有大量的磷脂,在各种刺激下,磷脂酶被激活而释放前列腺素的主要前体——花生四烯酸(25 碳烯酸)。花生四烯酸经细胞膜合成酶的催化,形成不稳定的环内氧化物,很快在不同酶的作用下产生各种产物,如在异构酶或还原酶的催化下,产生较稳定的 PGE_2、PGD_2、$PGF_{2\alpha}$、PGA_2 和 PGB_2 等。天然 PG 在体内代谢极快,不能储存,主要在肺脏和肝脏代谢,其分解的酶系为脱氢、还原、氧化及变构酶。前列腺素类似物的化学性质稳定,在体内不同组织代谢速度不同,在肾脏代谢快,而肺脏和子宫代谢慢。代谢产物主要从尿排出,少量也可由粪排出。

三、前列腺素与男性生殖

人类精液中含有前列腺素,来自精囊,PG 的量受睾酮调节。睾酮可以使 PGE 增高,但精液中前列腺素

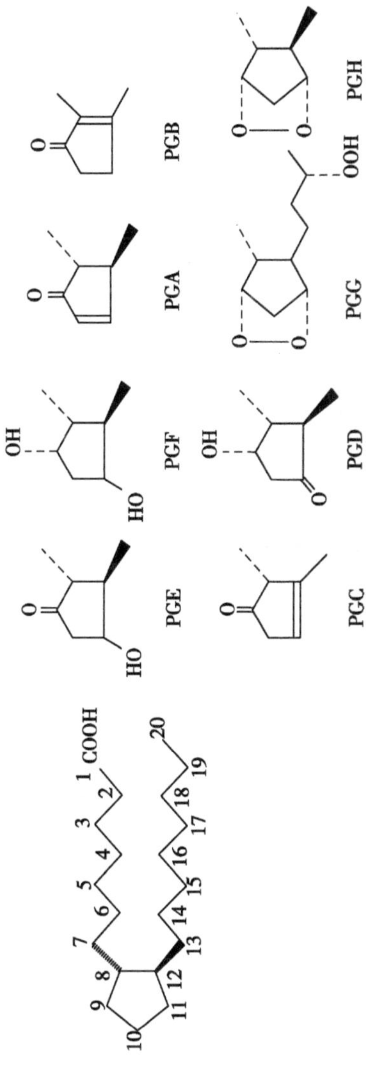

图 2-6 前列烷酸和前列腺素基本化学结构

与精子数目无关。前列腺素在男性生殖中的生理作用还不是非常清楚,有研究认为 PG 有增强阴茎海绵体肌条的肌张力和收缩频率的作用。PG 对阴茎的血管有扩张作用,这两种作用对阴茎勃起和射精具有生理意义,还有待于进一步研究。

四、前列腺素与女性生殖

(一)前列腺素与排卵

PGE 和 PGF 与正常排卵过程有关。卵泡中 PG 是由颗粒细胞产生的,引起卵泡内 PG 合成的信号来自促性腺激素,PG 可使卵泡内压力增高,卵泡壁平滑肌收缩,导致卵泡破裂而排卵。此外,PG 可能促使卵泡分泌纤溶酶原激活因子,此酶使纤溶酶原转变为纤溶酶,后者使卵泡壁变薄,而易导致卵泡破裂。

(二)前列腺素与黄体

在人类黄体中可产生 $PGE_{2\alpha}$,有研究认为 $PGF_{2\alpha}$ 是生理性的黄体溶解剂,可使黄体退化。

(三)前列腺素与子宫

1. **子宫内膜** 子宫内膜不仅是 PG 合成的部位,也是 PG 作用的部位。非妊娠的子宫内膜合成的主要前列腺素是 $PGF_{2\alpha}$ 和 PGE_2,而且在分泌期比增殖期多。腺上皮比内膜间质合成的 PG 多。

2. **子宫肌层** 子宫肌层主要产生 PGI_2,它是一种强的血管扩张剂和平滑肌松弛剂,可在体外抑制 $PGF_{2\alpha}$ 引起的子宫张力增加。$PGF_{2\alpha}$ 和 PGE_2 可刺激子宫肌层收缩

3. **宫颈** 宫颈可产生不同的前列腺素类,它们的产生可促使分娩过程中的宫颈成熟。

（四）前列腺素与妊娠

1. 胚胎植入　PAF 和 PGE_2 能引起的内膜局部血管改变,对植入过程中的穿透期起重要作用,它引起的间质水肿,为滋养细胞的侵入提供了相对疏松的环境。

2. 妊娠终止　在妊娠的任何阶段,前列腺素类均可刺激子宫的收缩并诱导宫颈成熟,并可用于早期和中期的引产。

3. 早产和足月产　在妊娠过程中,母亲和胎儿组织均可产生 PGF_2 和 $PGF_{2\alpha}$,不论在体内还是在体外均可刺激子宫收缩,引起宫颈扩张和变薄,在人类分娩的发动中最常用的软化和扩张宫颈的药物即前列腺素制剂。早产的发生和前列腺素类有关。在足月产发动后,羊水、母亲血浆和子宫的前列腺素类水平升高,引起子宫收缩。

4. 胎儿　前列腺素类在胎儿的循环和呼吸中起主要作用。前列腺素类维持胎儿动脉导管的通畅。胎盘的 PGE_2 可通过作用于胎儿大脑而抑制胎儿呼吸。

第六节　内分泌腺的生殖相关作用

一、内分泌腺介绍

内分泌腺是没有分泌管的腺体。它们所分泌的物质(称为激素)直接进入周围的血管和淋巴管中,由血液和淋巴液将激素输送到全身。人体内有许多内分泌腺分散到各处。有些内分泌腺单独组成一个器官,如下丘脑、垂体、甲状腺、肾上腺、胸腺和松果体等。另一些内分泌腺存在于其他器官内,如胰腺内的胰岛、卵巢内的黄体和睾丸内的间质细胞等。内分泌腺所分泌的

PART1

激素对机体各器官的生长发育、功能活动、新陈代谢起着十分复杂而又十分重要的调节作用。

下丘脑、垂体、卵巢的功能与调控，前文已述，以下主要介绍包括甲状腺、肾上腺在内的内分泌器官与生殖相关的功能。

二、甲状腺

甲状腺通过分泌甲状腺激素发挥生物学作用。甲状腺激素有两种：一是四碘甲腺原氨酸（T_4），另一种是三碘甲腺原氨酸（T_3）。T_4需要转化成T_3发挥其作用，甲状腺激素的分泌由下丘脑-垂体-甲状腺轴相互调节而实现。甲状腺激素能够促进人体的生长发育和新陈代谢，提高神经系统的兴奋性。

甲状腺的功能状态与女性生殖密切相关，甲状腺激素可直接参与和影响卵巢雌激素的代谢，是人体甾体激素合成分解和转化过程中不可缺少的重要因素；通过 FSH 和 LH 的分泌调节卵巢的功能，少量的甲状腺激素促进 LH 的分泌，适量的甲状腺激素维持垂体与性腺功能的平衡，大量的甲状腺激素则抑制促性腺激素的分泌；甲状腺激素可对卵巢产生直接的抑制作用，降低卵巢对垂体促性腺激素的反应性；甲状腺激素使性激素结合球蛋白 SHBG 水平增加，调节循环血中的性激素活性。

甲状腺功能异常与女性不孕不育、异常子宫出血等均有显著相关性。

三、肾上腺

肾上腺是除卵巢外合成并分泌类固醇激素最重要

的器官。它分泌的主要激素包括盐皮质激素、糖皮质激素和性激素。肾上腺皮质分泌的雄激素为女性体内雄激素的主要来源。少量雄激素为正常妇女的阴毛、腋毛、肌肉和全身发育所必需。当肾上腺皮质类固醇激素浓度升高时,通过负反馈可使下丘脑分泌促皮质素释放因子(CRF)减少,又经旁路作用使黄体生成激素释放激素(LHRH)分泌也减少,直接影响垂体-卵巢轴,导致性腺功能低下,出现闭经、乳房萎缩、性功能减退。增多的肾上腺源性雄激素使女性男性化,出现痤疮、多毛,性腺功能进一步紊乱。当肾上腺皮质功能减退不能合成肾上腺激素至机体所需水平时,卵巢功能会受到影响,因肾上腺雄激素合成减少,常有阴毛、腋毛脱落、性欲减退、月经失调、排卵障碍,即使妊娠也难以维持。

四、胸腺

胸腺为机体的重要淋巴器官。其功能与免疫紧密相关,是T细胞分化、发育、成熟的场所。其还可以分泌胸腺激素及激素类物质,具内分泌功能的器官。位于胸腔前纵隔。产生T淋巴细胞造血干细胞经血流迁入胸腺后,先在皮质增殖分化成淋巴细胞。其中大部分淋巴细胞死亡,小部分继续发育进入髓质,成为近于成熟的T淋巴细胞。这些细胞穿过毛细血管后微静脉的管壁,循血流,再迁移到周围淋巴结的弥散淋巴组织中,此处称为胸腺依赖区。整个淋巴器官的发育和机体免疫力都必须有T淋巴细胞,胸腺为周围淋巴器官正常发育和机体免疫所必需。当T淋巴细胞充分发育,迁移到周围淋巴器官后,胸腺重要性逐渐减低。其作用是保护机体免受体内和体外有害物质的侵害,保护人体健康。在妊娠后对母胎界面的识别以及妊娠的维持方面发挥了重要作用。

五、松果体

松果体是一个通过柄与间脑顶相连的实质器官。哺乳动物松果腺主要有三种细胞组分:松果体细胞、神经胶质细胞、神经末梢。神经末梢起自颈上交感神经节,主要位于紧邻松果体细胞突起的血管旁间隙。调节松果体功能的基本刺激是环境光线和内源性节律产生的机制。与环境光线有关的信息通过视网膜下丘脑通路被传送到交叉上核。从交叉上核投射到室旁核。室旁核神经元又投射到颈上交感神经节。通过这条推测的通路,光线可抑制黑暗而可激活松果体褪黑素合成与分泌。视网膜下丘脑投射可能对起自交叉上核的内源性节律生成机制有辅助和传导作用,然后驱动通路的其余部分。褪黑素代表了松果体功能的指标。夜间褪黑素分泌与几个重要的生理变化相关,如睡眠倾向增加、核心体温和心率下降、手脚皮肤温度升高。褪黑素分泌的改变可能参与那些影响生殖轴的心理生物学疾病的发生。研究发现,尽管在排卵的周期中卵巢甾体激素的变化具有相应的明显周期性特征,月经各期中并未发现血浆褪黑素具有 24 小时的模式变化,认为卵巢甾体激素的周期性波动不改变褪黑素的分泌形式。研究提示卵泡液中存在较高浓度的褪黑素,提示成熟卵泡具有一种主动摄取和保存褪黑素的机制。褪黑素在调节人类卵巢功能中的作用尚需要进一步的研究。

（王　雪　邓　姗　孙爱军）

PART2 疾病篇

异常子宫出血（abnormal uterine bleeding，AUB）是育龄期妇女最常见的妇科问题之一。异常子宫出血习惯上包括各种各样的阴道不规则出血。阴道出血其他术语的使用（如功能失调性子宫出血、月经频繁、月经过多、月经失调等）常会使医疗服务人员感到困惑。妇产科学国际联合会（FIGO）于 2011 年颁布了一项新的命名系统，国际公认的分类系统由此诞生。这个系统按照出血模式和原因对异常子宫出血进行分类，包括 2 大类 9 个主要类别。2 大类为：器质性异常子宫出血和非器质性子宫出血。

1. 正常子宫出血 大多数人的月经周期为 21~35 天。正常月经持续时间约为 3~7 天，前三天失血较多。每个生理周期出血量 5~80ml，平均出血量约为 30~40ml。

2. 异常子宫出血 FIGO 将异常子宫出血定义为与正常月经的周期频率、规律性、经期长度和经期出血量任何一项不符的，源自子宫腔的异常出血，需排除妊娠和产褥期相关出血。

FIGO 将异常子宫出血分为两大类 9 个类型，2 大类分别为"与子宫结构异常相关的出血"和"与子宫结构异常无关的出血"，9 个类型按照英语首字母缩写为"PALM-COEIN"［子宫内膜息肉所致的子宫异常出血（AUB-P）、子宫腺肌病所致子宫异常出血（AUB-A）、子宫平滑肌瘤所致子宫异常出血(AUB-L)、子宫内膜恶变和不典型增生所致子宫异常出血(AUB-M)、全身凝血相关疾病所致子宫异常出血(AUB-C)、排卵障碍相关的子宫异常出血(AUB-O)、子宫内膜局部异常所致子宫异常出血(AUB-E)、医源性子宫异常出血(AUB-I)和未分类的子宫异常出血(AUB-N)]。

第一节　子宫内膜息肉

　　子宫内膜息肉是一种常见的妇科疾病,因为许多息肉可无症状导致其发病率不确切。据报道子宫内膜息肉患病率为7.8%~34.9%,取决于所研究的人群。子宫内膜息肉的患病率在生育年龄期妇女中有所上升,不孕妇女子宫内膜息肉的发病率为32%。

【发病因素】

　　1. **高危因素**　子宫内膜息肉的发展高危因素包括高龄、晚绝经、肥胖、糖尿病、高血压、他莫西芬治疗。但具体的病因和发病机制仍不明确。

　　2. **发病机制**

　　(1)炎症刺激:如常见于慢性子宫内膜炎和子宫内膜异位症患者。

　　(2)内分泌因素:子宫内膜在单一雌激素刺激而无孕激素拮抗状态下,易发生子宫内膜息肉;另外,局部雌激素受体(estrogen receptor,ER)和(或)孕激素受体(progesterone receptor,PR)表达失调、内膜对激素反应失常也是子宫内膜息肉(endometrial polyps,EP)发生的重要因素。

PART2

（3）遗传因素：近年研究发现，EP 的发生有一定的遗传学基础，EP 的细胞存在多条染色体结构和数量异常。目前已报道的 EP 细胞遗传学畸变主要为 6p21、12q15 和 7q22 的重排及（6；20）（p21；q13）易位等。

【临床表现】

子宫内膜息肉可单发或多发，表现为月经间期出血、月经过多、不规则出血、不孕，少数会有腺体的不典型增生或恶变。

1. 无症状　有资料显示，近 1/3 的子宫内膜息肉患者无症状，仅为检查时偶尔发现。

2. 不规则阴道流血　表现为经间期出血（intermenstrual bleeding，IMB）、月经过多、不规则出血。

（1）不孕：子宫内膜息肉导致不孕的原因：子宫内膜息肉占据宫腔，并作为"异物"影响子宫收缩，而异常出血可影响受精卵着床和发育；或因位于颈管、输卵管口前的息肉可影响精子通过，影响了精子的上行，从而导致不孕；另外，内膜息肉因缺乏孕激素受体而丧失对孕激素的反应，息肉部位的增生期子宫内膜不能转化为分泌期内膜，以致影响受精卵着床导致不孕。

（2）恶变：无症状的直径 <1cm 的息肉，恶变率低。息肉体积大、高血压是恶变的危险因素。息肉的恶变率随着年龄的增长而明显增加，生育年龄妇女息肉的恶变率为 0.5%~1.0%，而围绝经期和绝经后妇女可高达 10%~15%。也有研究发现 13.2% 的子宫内膜癌起源于子宫内膜息肉。

【检查】

1. **盆腔超声**　经阴道超声检查（TVUS）提示典型子宫内膜息肉通常显示为在子宫腔内可见常规形状的高回声病灶其周围环绕弱的强回声晕。息肉内可见囊腔,宫腔内息肉表现为一种非特异性子宫内膜增厚或局部肿块。在月经周期增殖期阴道超声检查结果可能更具有可靠意义。最佳检查时间为周期第 10 天之前,但是最终以病理诊断为准。

2. **诊断性刮宫**　刮宫或子宫内膜活检对于诊断子宫内膜息肉是不准确的,即其特异性和阳性预测值为 100%。与宫腔镜引导下活检相比,盲检的敏感性低至 8%~46%,阴性预测值为 7%~58%,因此该项技术不应用于诊断。盲检也可导致息肉破碎并且难于组织学诊断。

3. **宫腔镜引导下活检**　较其他诊断息肉的方法而言,宫腔镜引导下活检是最常见的,因为它具有最高敏感性和特异性。

【诊治策略】

1. **随诊观察**　适用于息肉直径 <1cm 且无症状者,1 年内自然消失率约 27%,恶变率低,可观察随诊。

2. **手术治疗**

（1）宫腔镜:息肉体积较大有症状,推荐宫腔镜下息肉摘除及刮宫（术后复发风险 3.7%~10.0%）,宫腔镜治疗既能切除息肉、控制出血,又能保留子宫,且不影响卵巢功能。对于具有 EP 恶变或子宫内膜异常增生高危因素的患者,如绝经、巨大息肉和年龄 >40 岁者,

PART2

建议在息肉摘除同时应行诊刮术或内膜活检。如息肉合并子宫内膜增生或多发息肉,可行浅层子宫内膜切除术,即切除内膜功能层(镜下可见多数内膜腺体开口),可改善子宫局部微环境,术后月经量明显减少。对于有高危因素、无生育要求、曾有息肉复发的患者宜在摘除息肉同时行子宫内膜去除术,以改善预后。

(2)子宫切除术:无生育要求、多次复发者,可建议行子宫内膜切除术,恶变风险大者可考虑子宫切除术。

3. 预防术后复发　已完成生育或近期不愿生育者在宫腔镜下息肉摘除及刮宫术后可考虑使用短效口服避孕药(COC)或左炔诺孕酮宫内缓释系统(LNG-IUS)减少复发风险。

第二节　子宫腺肌病

【临床表现】

1. 典型症状　进行性痛经、月经异常、不育。

2. 痛经的特点　疼痛位于下腹中部,经前一周开始,直至月经结束。

3. 出血特点　月经量多、经期延长。

【检查】

1. 盆腔检查　子宫呈均匀增大或有局限性结节隆起,质硬且有压痛,一般不超过12周妊娠子宫大小。

2. 辅助检查

(1)盆超:是诊断子宫腺肌病常用的方法,子宫腺肌病超声的特点是:子宫增大,肌层中囊状间隙及后壁增厚、回声增强。肌层中病变区无明确的包膜且内有大小不等的无回声区,而子宫肌瘤则有完整的包膜。腹部和阴道超声诊断子宫腺肌病敏感度,阴道超声明显高于腹部超声。

(2) CA125 水平增高:80% 患者血清 CA125 增高,异常升高提示恶性变。文献报道,子宫腺肌病患者血清 CA125 阳性率达 80%,而子宫肌瘤患者的血清 CA125 阳性率仅为 20%。子宫腺肌病患者 CA125 水平和子宫体积呈正相关,子宫切除后 CA125 水平明显下降,表明 CA125 水平测定,不仅对子宫腺肌病有明显的辅助诊断价值,而且有助于与子宫肌瘤的鉴别。另有文献报道,联合检测血清 CA125 和抗子宫内膜抗体(EMAb)水平,以两者均阳性为标准,诊断子宫腺肌病的敏感度为 54.6%,特异度为 100%,因而认为联合检测可提高诊断的准确性。

【诊治策略】

子宫腺肌病可表现为弥漫型及局限型(即为子宫腺肌瘤)。

1. **诊断** 临床上可根据典型症状及体征、血CA125 水平增高作出初步诊断。盆腔超声检查可辅助诊断,有条件者可行 MRI 检查,确诊需病理检查。

2. **治疗** 视患者年龄、症状、有无生育要求决定。

(1) 药物治疗:症状较轻、不愿手术者可试用 COC(雌孕激素联合的短效口服避孕药)、促性腺激素释放激素激动剂(GnRH-a)及 LNG-IUS(曼月乐),近期无生育要求、子宫小于孕 8 周者可放置 LNG-IUS,对子宫大小大于孕 8 周大小者可考虑 GnRH-a 与 LNG-IUS 联合应用。

GnRH-a 用法: 依不同的制剂有皮下注射或肌内注射,每 28 天 1 次,共用 3~6 个月或更长时间。已经发现大多数妊娠都是在 GnRH-a 停药后或恢复月经后 6 个月内发生,而 12 个月后几乎没有妊娠发生。因此,对于有生育要求的腺肌病患者,如停药后或恢复月经后 6~12 个月仍未妊娠,应考虑采取积极的措施争取妊娠,如手术治疗、辅助生育等。副作用:主要是低雌激素血症引起的围绝经期症状,如潮热、阴道干燥、性欲下降、失眠及抑郁等。长期应用则有骨质丢失的可能。

GnRH-a+ 反向添加方案: 将体内雌激素的水平维持在不刺激异位内膜生长而又不引起围绝经期症状及骨质丢失的范围(雌二醇水平在 40~50pg/ml 之间),则既不影响治疗效果,又可减轻副作用(潮热、夜汗、阴道干涩、骨丢失和性功能障碍)。雌孕激素方案:雌孕激素连续联合用药。戊酸雌二醇 0.5~1.0mg/d,或结合雌激素 0.3~0.45mg/d,或每天释放 25~50μg 的雌二醇贴片,或雌二醇凝胶 1.25g/d 经皮涂抹,孕激素多采用地屈孕酮 5mg/d 或醋酸甲羟孕酮 2~4mg/d;连续应用替勃龙,推荐 1.25mg/d。

反向添加的注意事项: ①何时开始反向添加尚无定论。②应用反向添加可以延长 GnRH-a 使用时间。治疗剂量应个体化,有条件者应监测雌激素水平。3 个月内的 GnRH-a 短期应用,只缓解症状的需要,也可以采用植物药,如莉芙敏每次 1 片,每天两次。

(2)手术治疗

1)有生育要求,若是子宫腺肌瘤患者可考虑局部

病灶切除 +GnRH-a 治疗后再予辅助生殖技术治疗。

　　首选腹腔镜检查或治疗。子宫的手术可以根据患者主要症状、手术医师的技能来选择腹腔镜或开腹手术。腺肌病保留生育功能的保守性手术原则是避免子宫严重损伤，同时尽量切除病变组织。手术指征多选择病灶较为局限的腺肌瘤，弥漫性的腺肌病很难切净病灶，只能减小病灶体积和负荷。具体原则和步骤包括：以稀释的垂体后叶素注射宫体尤其是手术部位以减少局部出血；子宫切口选择在腺肌病最明显的部位；尽量切净腺肌病病灶，并保留正常的肌层。分层严密缝合，尽量恢复解剖结构，避免无效腔；手术时放置防粘连材料减少术后粘连。术前须行仔细的评估，患者应该充分知情。子宫瘢痕及残余病灶引起的子宫张力和强度的变化可能导致妊娠中子宫破裂。

　　2）无生育要求：年龄较大，无生育要求，重度病例可行切除子宫的手术。

第三节　子　宫　肌　瘤

　　子宫肌瘤是女性生殖系统最常见的良性肿瘤。多发生于 35~50 岁女性。20 岁以下少见，生育年龄发病率 20%~30%，因多数无自觉症状，未就诊，所以人群中发病率更高。随社会发展和生活环境变迁，发病率更高。目前发病机制不清，发生与雌、孕激素水平有密切关系，是性激素依赖性肿瘤，有家族史，还有报道高血压、糖尿病治疗过程中可增加子宫肌瘤发生率，生长因子和胶原在肌瘤发生发展中起一定作用。

PART2

【分类】

肌瘤按生长部位可分为宫体部肌瘤和宫颈肌瘤；按与子宫肌壁关系可分为肌壁间肌瘤和浆膜下肌瘤以及黏膜下肌瘤。黏膜下肌瘤按向宫腔突出比例，分三型：0型、1型、2型。

【出血特点】

异常子宫出血是子宫肌瘤的最主要的临床表现，也是子宫肌瘤患者就诊的最主要原因。由肌瘤所致子宫出血的主要特点：①主要由黏膜下肌瘤和较大肌壁间肌瘤所致。②临床表现为月经量增多，经期延长，或不规则阴道流血，急性出血可有大量血块，造成严重贫血，甚至休克，需输血治疗，多发生于黏膜下肌瘤和大的肌壁间肌瘤，黏膜下肌瘤可能很小的就造成大量出血，致严重贫血。

【伴随症状】

1. **白带增多** 宫腔面积增大，内膜腺体分泌旺盛，盆腔充血；黏膜下肌瘤溃烂、坏死、出血时可有血性或脓血性白带，若感染，大量脓性白带。

2. **下腹部包块** 子宫体增大，超过孕3个月时，可从下腹部触及；宫颈口或阴道外肿块，较大、带蒂的黏膜下肌瘤可脱出宫口或阴道口外，由此就医。

3. **压迫症状** 前壁较大的肌壁间肌瘤可能压迫膀胱，出现尿频、尿急；后壁较大的肌壁间肌瘤压迫直肠可致便秘、肛门坠胀感。

4. **贫血** 长期慢性出血或急性大量出血造成贫血。

5. 其他　下腹部坠胀、腹痛、腰酸;不孕、流产。

【出血原因】

1. 宫腔和子宫面积增大,月经时子宫剥离面积大。

2. 子宫肌瘤使子宫收缩力减弱,出血量大,出血时间延长。

3. 肌瘤压迫处内膜表面损伤,导致局部慢性炎症、溃疡、坏死;突向宫腔表面的较大肌瘤,表面内膜部位凝血机制失常,血小板凝集和栓子形成能力减弱,内膜血管迁曲扩张,甚至血管破裂,均可引起反复大量出血。

4. 子宫内膜静脉扩张。Farrer-Brown 研究发现肌瘤可使其邻近静脉受挤压,导致子宫内膜静脉丛充血与扩张,引起月经过多。

5. 影响宫腔形态的肌壁间肌瘤和黏膜下肌瘤边缘的子宫内膜呈增生状态,与卵巢分泌功能不同步,子宫内膜分泌延迟,致异常出血。

【诊断】

1. **症状**　月经量增多,经期延长,或不规则阴道流血。

2. **妇科检查**　子宫不规则增大,质硬,表面可有突起,有时可见宫颈口或颈管内有球形肿物突出。

3. **超声**　是最常用的检查手段,该方法便宜、无创伤。可准确显示子宫肌瘤大小、数目、部位,彩超可显示肌瘤血流信号、阻力指数,协助判定子宫肌瘤性质。结合宫腔镜,子宫黏膜下肌瘤可明确分型。

4. **宫腔镜**　可直视子宫腔形态,明确诊断异常出血原因及子宫肌瘤类型,明确诊断,指导治疗。

【治疗】

根据年龄、症状、肌瘤位置、大小、是否有生育要求及全身状况而定。子宫肌瘤是最常见的妇科良性肿瘤。目前基本已经形成共识:临床上治疗的重要指征包括:①症状:如出血过多导致贫血或者体积大引起膀胱、直肠等压迫症状;②确定肌瘤是不孕或反复流产的唯一原因等。对于子宫肌瘤与妊娠的关系,可按如下原则进行处理:

(1) 对于没有生育要求、没有症状的女性,无论多大的子宫肌瘤,都没有一定要手术的指征。症状本身提供治疗选择的信息,没有证据支持常规治疗无症状的子宫肌瘤。对于有生育要求的、有明确症状的女性,也需要根据症状轻重进行分别处理:如果症状轻微,建议患者积极尝试受孕6个月。如果6个月后没有妊娠,就进行不育相关的评估。如果没有发现其他相关不育因素,可以考虑肌瘤剔除或其他保留子宫的治疗方式,但需要向医师咨询这些治疗对生育的影响。

(2) 如果症状较重,应该进行不育相关的评估,并考虑肌瘤剔除或其他保留子宫的治疗方式。

(3) 对于需要妊娠的女性,如果合并症状性的肌壁间或浆膜下肌瘤,手术剔除是最好的选择。开腹手术对于生育的影响较大,3%~4% 因手术困难而在术中改为全子宫切除,还经常会发生盆腹腔粘连。

1. **手术治疗** 2012 年法国指南指出:①对于没有症状但是宫腔变形的黏膜下肌瘤,宫腔镜切除肌瘤可以改善妊娠,最好采用双极系统和防粘连胶。对于没有症状的肌壁间和浆膜下肌瘤,目前没有证据表明肌瘤多少或大小能够增加不育风险。②对于寻求自然妊娠的不育患者,黏膜下肌瘤影响妊娠率,宫腔镜切除FIGO 0型或Ⅰ型的肌瘤可以改善这些患者的自然妊娠率。③肌壁间肌瘤对于生育也有影响,但没有肌瘤大小的界值可以参考说明哪些肌瘤需要手术治疗。手术切除无症状的肌壁间肌瘤并不影响后续的自然妊娠率(不育或生育的女性都是如此)。有可能剔除一定大小的肌瘤(5~7cm)会改善妊娠率,开腹手术和腹腔镜手术的效果相当。④对于进行辅助生育的不育女性,黏膜下和肌壁间的肌瘤都会对生育有所影响(妊娠率、着床、活产率和流产率)。如果肌瘤大小超过4cm,辅助生育的结局将会变差。浆膜下肌瘤不影响辅助生育结局。

(1)子宫肌瘤剔除术:适应证:年轻,要求保留生育功能;宫腔镜是首选方式:黏膜下肌瘤或突向宫腔的肌壁间肌瘤,直径小于5cm,直接选择宫腔镜;对于较大的肌瘤,在腹腔镜监护下进行,或药物预处理,子宫肌瘤体积变小后进行。该术式经自然通道,无切口,手术创伤小,出血少,术后不发生肠粘连,住院时间短等优点。是器械依赖性手术,对手术器械要求高,手术医师需经规范腔镜培训,否则,微创可能变成巨创;开腹子宫肌瘤剔除,是传统手术方式,创伤大,出血多,易发生术后肠粘连等,近年来逐渐被微创手术所替代。

(2)子宫切除术:手术适应证:年龄大于45岁,无生育要求,子宫大于孕12周,多发肌瘤,肌瘤生长速度快,可疑变性及恶性,手术有子宫全切术;手术入路有经腹腔镜、经腹、经阴道3种,近年来经腹手术逐渐被

PART2

经腹腔镜及经阴式手术代替。

（3）射频治疗：是近年来发展起来的热毁技术，操作简单，痛苦小，手术快，保留生育功能；手术适应证：子宫肌瘤单发、直径小于 5cm，或多发肌瘤个数少于 3 个，直径小于 3cm。

（4）子宫动脉栓塞术：阻断子宫肌瘤血管，使肌瘤缺血缺氧，致子宫体和肌瘤变性坏死肌瘤缩小。但盆腔血液循环丰富，侧支循环建立后肌瘤继续增长。

2. 药物治疗

（1）适应证：①经量多，贫血严重，不愿手术，年龄大于 45 岁，促进绝经，改善症状；②血色素低于 80g/L，不愿输血，药物治疗，使血色素升至正常后手术；③因全身疾病不宜手术；④子宫肌瘤过大，行宫腔镜、腹腔镜、阴道手术，术前准备，使子宫肌瘤缩小，利用手术。

（2）治疗依据：子宫肌瘤是性激素依赖性肿瘤，使用抑制卵巢甾体激素分泌药物或抑制其作用的药物，可使子宫肌瘤缩小，达到止血目的。

（3）目前常用药物

1）促性腺激素释放激素激动剂（GnRH-a）：亮丙瑞林 3.75mg 每月 1 次，皮下注射，或戈舍瑞林 3.6mg，每月 1 次，皮下注射；易发生类似绝经症状，可采用反向添加疗法，使雌激素维持在 30~45ng/L，同时注意补钙。

2）米非司酮：孕激素受体拮抗剂，具有抗孕激素及抗糖皮质激素作用，用法 10~25mg 连服 3 个月，不产生绝经症状，相对廉价，但长期服用可能出现肾上腺皮质功能减退，少数引起肝功能异常，停药后可恢复，治疗期间闭经，贫血可纠正。

3）孕三烯酮：具有抗孕激素、雌激素及抗促性腺

激素作用,有轻度雄激素作用,2.5mg 每周 2 次,疗程
3~6 个月,服用期间注意肝功能。

4)宫内孕激素缓释系统(曼月乐):仅用于宫腔形
态正常的子宫较小的患者(小于 12 孕周)。

第四节　子宫内膜不典型增生或癌

子宫内膜不典型增生是子宫内膜癌的癌前病变,
若不加以干预,有可能进展为子宫内膜癌。子宫内膜
癌诊治参照相关的临床指南。本节重点讲述子宫内膜
不典型增生的诊治。

【病因】

子宫内膜不典型增生已明确为单一雌激素对子宫
内膜长期持续性刺激所致。内源性:无排卵、肥胖、内
分泌功能性肿瘤。外源性:他莫昔芬类药物、无撤退(无
孕激素拮抗)的激素补充。

【临床表现】

异常子宫出血特点:月经血量增多、月经间期出
血、不规则出血,可与月经稀发交替发生。患者常有不
孕,常见于 PCOS、肥胖、使用他莫昔芬的患者。

【诊断】

子宫内膜不典型增生的确定诊断依靠内膜组织学
检查,所需的组织学标本主要通过内膜活检获得。存
在以下情况需要行子宫内膜活检:年龄≥45 岁;高危因
素(如高血压、肥胖、糖尿病等);长期不规则子宫出血;

B超提示子宫内膜过度增厚,回声不均匀;药物治疗效果不显著。

子宫内膜增生的分类:推荐应用2014修订版的WHO分类,它根据是否存在细胞不典型性将子宫内膜增生分为2类:无不典型性的子宫内膜增生和子宫内膜不典型增生。

【治疗策略】

治疗方法分为保守内分泌治疗和手术治疗,依据患者年龄、生育要求、子宫内膜增生类型选择。

病因治疗:积极寻找异常内分泌状态的原因;内源性:内源性刺激——无排卵、肥胖、内分泌功能性肿瘤;外源性:他莫昔芬类药物、无撤退(无孕激素拮抗)的激素补充。对症治疗:保守治疗——内分泌治疗;手术治疗。

1. 去除病因 治疗过程中注意寻找病因,尽量去除雌激素的过度刺激。无排卵的患者,如果有生育要求,注意诱导排卵促进生育。合并肥胖的患者,注意减轻体重,控制血脂。存在内分泌功能性肿瘤的患者,酌情手术治疗,去除分泌源。有家族遗传史的患者,做好检测随访,及早发现子宫内膜病变。

2. 内分泌治疗原则

(1) 对年轻、有生育要求的患者:可采用全周期连续高效合成孕激素行子宫内膜萎缩治疗,如甲羟孕酮、甲地孕酮等,3个月后行诊刮,如内膜病变未逆转应继续增加剂量,3~6个月后再复查,如内膜不典型增生消失则停用孕激素后积极给予辅助生殖技术治疗,在使用孕激素的同时,应对子宫内膜增生的高危因素,如肥胖、胰岛素抵抗同时治疗。

（2）主要药物为孕激素：醋酸甲羟孕酮（安宫黄体酮）200~600mg/d，醋酸甲地孕酮 80~160mg/d，连续用 3个月，诊刮后根据病理结果决定下一步治疗方案。

（3）一般 12 周起效，7~9 个月未逆转考虑失败，子宫内膜逆转至正常后尽快自然妊娠或助孕，如治疗后病变持续不缓解或进展，应及时手术治疗。

（4）预防复发：子宫内膜不典型增生复发率高，需要长时间随访。如果患者经过治疗后仍处于无排卵状态，仍需要定期补充孕激素、口服避孕药，或者待内膜完全转化后用 LNG-IUS 维持治疗，以延缓或预防复发。

3. 手术治疗 对于无生育要求、症状重、年龄大、存在高危因素、药物治疗无效，尤其是不典型子宫内膜增生的患者，可选择手术治疗切除子宫。术中可进行快速冷冻病理检查，以排查是否有同时存在的癌，并注意有无癌肌层浸润的情况而选择恰当的手术范围。

第五节 凝血功能异常

【病因】

包括再生障碍性贫血、各类型白血病、各种凝血因子异常、各种原因造成的血小板减少等全身性凝血机制异常，系统性红斑狼疮，育龄女性由于血栓性疾病、肾透析或放置心脏支架后必须终生抗凝治疗，虽然止血功能障碍不是常见妇科出血的原因，但是月经过多同时局部解剖学正常的患者中发生率明显升高。

【临床表现】

据报道,月经过多的妇女中约 13% 有全身性凝血异常。凝血功能异常除表现月经量过多外,也可以有经期延长的表现。通过本节介绍 AUB-C 相关疾病的临床表现、对全血细胞分析、凝血功能的判读,使我们妇科内分泌医师及时发现 AUB-C,尽早与血液科和其他相关科室共同协商,积极控制原发病,减少月经血量。

月经量过多需筛查潜在的凝血功能异常的线索,询问病史,以下三项任何一项阳性患者提示可能存在凝血异常。

1. 初潮起月经过多。

2. 具备下述病史中一条:既往有产后、外科手术后或牙科操作相关的出血。

3. 下述症状具备两条或以上:每月 1~2 次瘀伤、每月 1~2 次鼻出血、经常牙龈出血、有出血倾向的家族史。

【诊断】

基本检查包括全血细胞计数、血小板检查、凝血酶原时间、部分促凝血酶原时间、纤维蛋白原或凝血酶原时间(可选)。如果这些试验结果异常,必须对患者进行更加彻底的潜在性出血性疾病的评估,如血管性血友病(女性中最常见的遗传性出血性疾病)。常见几种血液病的临床表现和实验室检查情况如下:

1. **再生障碍性贫血**(简称再障)　是一种获得性骨髓衰竭性疾病,以全血细胞减少及其所致的贫血、感染和出血为特征。常见皮肤黏膜出血,如出血点、鼻出血、齿龈出血、血尿及月经过多等。血象表现全血细胞减少,多数患者呈三系细胞减少(红细胞系、白细胞系、血小板),少数患者表现为二系细胞减少。

2. **急性白血病**　是原发于造血系统的恶性肿瘤。急者可以是突然发热,类似"感冒",也可以是严重的出血。缓慢者常为脸色苍白、皮肤紫癜,月经过多或拔牙后出血难止而就医时发现。血象典型的表现为正细胞贫血、血小板减少及白细胞量和质的变化。

3. **特发性血小板减少性紫癜**　急性特发性血小板减少性紫癜见于儿童,慢性起病隐匿,以中青年女性多见,女性患者可以月经增多为唯一表现。特发性血小板减少性紫癜的出血常常是紫癜性,表现为皮肤黏膜瘀点、瘀斑。血象表现:外周血血小板数目明显减少。急性型发作期血小板计数(PLT)常 $<20 \times 10^9/L$,甚至 $PLT<10 \times 10^9/L$,慢性型常为 $<(30\sim80) \times 10^9/L$。平均血小板体积(MPV)增大,血小板分布宽度(PDW)增加,反映了血小板生成加速和血小板大小不均的异质程度。红细胞计数(RBC)一般正常,白细胞(WBC)计数及分类通常正常。

【治疗】

AUB-C 引起月经量过多治疗原则:治疗应与血液科和其他相关科室共同协商,原则上以血液科治疗为主,妇科协助控制月经出血,妇科首选药物治疗,主要措施为大剂量高效合成孕激素子宫内膜萎缩治疗,同时加用丙酸睾酮减轻盆腔器官充血。氨甲环酸、短效口服避孕药也可能有帮助。药物治疗失败或原发病无治愈可能时,可考虑在血液科控制病情,改善全身状况后行手术治疗。包括子宫内膜切除术、子宫切除术。短期止血:OC;中期止血:GnRH-a、高效孕激素;长期止血:子宫内膜切除术、子宫切除术;辅助治疗:抗纤溶药。

第六节　排卵功能障碍

【分类及临床表现】

1. AUB-O 无排卵型　青春期及绝经过渡期常见。青春期因下丘脑 - 垂体 - 卵巢轴发育不完善导致无周期性排卵。大约 20% 的无排卵型发生在青春期,女孩初潮后第一年 55% 月经周期是无排卵的,超过 1/3 的青春期女孩在初潮的第五年仍然无排卵。

绝经过渡期卵巢功能下降而导致无周期性排卵。大约 1/2 的 AUB-O 无排卵型发生在中年女性(45~59岁)。当女性进入围绝经期,月经周期通常开始发生变化,由于卵泡数量减少月经周期开始缩短,卵巢功能逐渐下降直至衰竭,卵泡不能正常发育而导致无排卵,同时卵泡刺激素开始升高[6]。

无论青春期还是绝经过渡期无排卵型子宫异常出血其临床表现均为出血失去规律性(周期性),间隔时长时短,出血量不能预计,一般出血时间长,不易自止。出血频繁或出血多者可引起严重贫血甚至休克。

2. AUB-O 有排卵型　有周期性排卵,因此临床上仍有可辨认的月经周期。需要注意,妇科器质性疾病可导致月经过多,常见的如子宫肌瘤、子宫肌腺症,而子宫内膜异位症、子宫内膜息肉和子宫内膜癌引起的月经过多临床较为少见。此外,含铜的宫内节育器可导致月经过多。

由此可见,无排卵型和有排卵型最主要的区别在于无排卵型失去正常月经周期,而有排卵型存在正常月经周期。

（1）黄体功能不足:黄体孕酮分泌不足,黄体期缩短,临床表现为周期缩短,经量可稍增多;经前期出血;月经期延长常在点滴出血后方有正式月经来潮,以后又常淋漓数天方净。

（2）围排卵期出血:原因不明,可能与排卵前后激素水平波动有关,子宫内膜对此时血中雌二醇的波动过度敏感。出血期≤7 天,血停数天后又出血,量少,多数持续 1~3 天,时有时无。

【诊断】

AUB-O 的诊断须根据病史、体格检查和一些辅助检查综合得出。三方面缺一不可,不要忽视体格检查,盲目诊断。

进行病史采集、体检和妇科检查以及辅助检查的目的是为了诊断功能失调性子宫出血,根据上述步骤所采集的信息进行功血诊断需按照下列步骤:

首先通过妇科检查和其他辅助检查除外非生殖系统、阴道和宫颈的出血,然后确定出血模式,按三种分类方法进行分类,一是根据年龄分类;二是根据周期和经期分类;三是根据出血量分类。除外器质性疾病。

1. **病史** 病史是诊断和治疗 AUB-O 的一个关键环节,容易被忽视。年龄对于判断出血类型有所帮助,在青春期和绝经过渡期容易发生无排卵型,育龄期容易发生有排卵型。很多内科疾病可导致月经失调,临床上较为常见的如甲状腺疾病、血液病(常见的如再生障碍性贫血)。同时注意了解有否导致月经失调的诱因,常见如重大事件的影响,是否服用过紧急避孕药,或者不规范使用性激素药物治疗。

2. 体格检查　强调体格检查的重要性,必要时测量血压、脉搏、身高和体重,检查有无贫血貌、多毛或痤疮。临床医师往往容易忽视妇科检查,但宫颈息肉或子宫黏膜下肌瘤等均可引起月经异常,应该在消毒外阴后行妇科检查,无性生活患者行肛门检查。

3. 辅助检查　根据病史及临床表现常可作出AUB-O 的初步诊断。辅助检查的目的是鉴别诊断和确定病情严重程度及是否已有合并症。

辅助检查包括全血细胞计数、凝血功能检查、尿妊娠试验或血 β-hCG 检测、盆腔超声、基础体温测定(BBT)、血性激素检查、甲状腺功能、诊断性刮宫或宫腔镜下刮宫。

辅助检查中首先应考虑是否需要行尿妊娠试验或血 β-hCG 检测,以便确定是否为妊娠相关性疾病导致的出血。此外,最必要的检查是血常规和盆腔超声检查,血常规的检查可以了解血色素的情况,以便医师根据血色素的高低决定采取何种治疗方案,同时可以发现一些血液病。盆腔超声检查的目的是为了排除是否存在器质性疾病,并了解子宫内膜厚度,权衡分析是否需要诊刮。

区分有排卵和无排卵型:无排卵型是由于下丘脑 -垂体 - 卵巢轴发育不完善或卵巢功能下降而导致卵泡

不能正常发育,临床表现为月经无周期性,基础体温表现为单相;如果行性激素检查,孕酮值低于黄体期水平;如果行诊刮,病理结果为增殖期子宫内膜,无分泌期子宫内膜。有排卵功血,有周期性排卵,因此临床上有可辨认的月经周期,基础体温表现为双相;出血前5~9天检查孕酮为黄体期水平;如果在黄体期取内膜,病理结果为分泌期子宫内膜。正确区分有无排卵,对于下一步的临床决策起到关键的作用。

【治疗策略】

无排卵型功血的治疗

1. **止血**　有三种止血方法:性激素止血,刮宫,辅助治疗。

性激素止血:包括四种方法,子宫内膜脱落法(俗称药物刮宫)、子宫内膜修复法、子宫内膜萎缩法和口服短效避孕药。下面分述这些方法:

(1)子宫内膜脱落法:孕激素用在子宫内膜脱落法,孕激素止血的机制是使雌激素作用下持续增长的子宫内膜转化为分泌期,并有对抗雌激素作用,使内膜不再增厚。停药后子宫内膜脱落完全,可起到药物刮宫的作用,从而达到止血效果。

子宫内膜脱落法适用于血色素 >80g/L、生命体征稳定者。用法如下:

- 黄体酮:20~40mg,肌内注射,每天 1 次, × 5 天左右。
- 地屈孕酮(达芙通):10mg,每天 2 次, × 10 天。
- 口服微粒化孕酮(琪宁):每天 200~300mg, × 10 天。

● 醋酸甲羟孕酮（MPA）：每天 6~10mg，×10 天。

（2）子宫内膜修复法：雌激素应用于子宫内膜修复法，大剂量雌激素可迅速促进子宫内膜生长，短期内修复创面而止血，适用于出血时间长、量多致血色素 < 80g/L 的青春期患者。

结合雌激素（片剂）1.25mg/ 次，或戊酸雌二醇（补佳乐）2mg/ 次，口服，4~6 小时 1 次，血止 3 天后按每 3 天减量 1/3。

在应用子宫内膜修复法治疗的过程中，应注意减量原则，即每次减量不超过原用量的 1/3。因为减量过大，会有出血情况发生。即使按照每三天减量 1/3 逐渐减量的原则，也可能发生出血，则需按减量前的剂量服药。目前常用的药物为补佳乐。雌激素疗法在血色素增加至 100g/L 以上或患者可以承受一次月经样出血后，不能直接停用雌激素，必须加用孕激素撤退。

（3）孕激素内膜萎缩法：高效合成孕激素可使内膜萎缩，从而达到止血目的，此法不适用于青春期患者。炔诺酮（即妇康片 0.625mg/ 片）治疗出血量较多的功血时，首剂量 5mg，每 8 小时一次，血止 2~3 天后每隔 3 天递减 1/3 量，直至维持量每天 2.5~5.0mg。持续用至血止后 21 天停药，停药后 3~7 天发生撤药性出血。也可用左炔诺孕酮 1.5~2.25mg/d，血止后按同样原则减量。

（4）复方短效口服避孕药：目前口服避孕药治疗 AUB-O 已经被很多临床医师认可，因为它止血速度快，适用于长期而严重的无排卵出血。目前使用的是第三代短效口服避孕药，如妈富隆、敏定偶或达英 -35，用法为每次 1~2 片，每 8~12 小时一次，血止 3 天后逐渐减量至 1 天 1 片,维持至 21 天周期结束。

2. **调节周期**　止血后的调节周期十分重要,因为 AUB-O 无排卵型的原因是无排卵,而我们前期治疗所采用的各种方法,无论是孕激素、雌激素还是口服避孕药均无法使患者恢复排卵,患者将保持无排卵状态。因而血止以后如放任患者,将很有可能再次发生子宫异常出血,止血后的调整周期十分重要。

采用上述方法达到止血目的后,因病因并未去除,停药后多数复发,需随后采取措施控制周期,防止子宫异常出血再次发生。

(1)孕激素:可于撤退性出血第 15 天起,使用地屈孕酮 10~20mg/d × 10 天,或微粒化孕酮 200~300mg/d × 10 天,或甲羟孕酮 4~12mg/d,每天分 2~3 次,连用 10~14 天。酌情应用 3~6 个周期。

(2)口服避孕药:可很好控制周期,尤其适用于有避孕需求的患者。一般在止血用药撤退性出血后,周期性使用口服避孕药 3 个周期,病情反复者酌情延至 6 个周期。应用口服避孕药的潜在风险应予注意,有血栓性疾病、心脑血管疾病高危因素及 40 岁以上吸烟的女性不宜应用。

(3)左炔诺孕酮宫内缓释系统:左炔诺孕酮宫内缓释系统节育环在欧洲国家已经应用了 10 余年,近几年在我国也开始应用于临床,得到广泛的认可。左炔诺孕酮宫内缓释系统为 T 形塑料支架,纵臂有 19cm,内含 52mg LNG 储库,每天释放 20μg 左炔诺孕酮,原理为在宫腔内局部释放左炔诺孕酮,抑制内膜生长。一次放置可维持 5 年有效。

3. **手术治疗**　对于药物治疗疗效不佳或不宜用

药、无生育要求的患者,尤其是不易随访的年龄较大者及病理为癌前期病变或癌变者,应考虑手术治疗。如子宫内膜去除术、子宫切除或子宫动脉栓塞术。

AUB-O 有排卵型的治疗

有排卵型功血的治疗分为月经过多的治疗和月经周期间出血治疗。

1. 月经过多的治疗　主要是口服妥塞敏等止血药、放置左炔诺孕酮宫内缓释系统或口服避孕药,药物治疗无效者可考虑子宫内膜去除术、子宫切除或子宫动脉栓塞术。

2. 月经周期间出血治疗

(1)围排卵期出血:对症止血。

(2)经前出血:出血前补充孕激素或 hCG,早卵泡期应用氯米酚促排卵以改善卵泡发育及黄体功能。

(3)月经期长:周期第 5~7 天小剂量雌激素助修复,或氯米酚促卵泡正常发育,或前周期黄体期用孕激素促内膜脱落。

(4)口服避孕药:尤其适用于有避孕需求的患者。一般周期性使用口服避孕药 3 个周期,病情反复者酌情延至 6 个周期。应用口服避孕药的潜在风险应予注意,有血栓性疾病、心脑血管疾病高危因素及 40 岁以上吸烟的女性不宜应用。

第七节　子宫内膜局部异常

子宫内膜局部异常是指子宫内膜局部凝血纤溶功能的机制异常或者是子宫内膜修复的分子机制异常。

至今无特异方法明确诊断子宫内膜局部异常,会造成诊治的一些困扰和误区。

【病因】

1. 子宫内膜局部凝血纤溶功能的机制异常　子宫内膜局部缺乏血管收缩因子(内皮素 -1 和前列腺素 $F_{2\alpha}$),纤溶酶原激活物过多引起纤溶亢进和促血管扩张物质产生过多(如前列腺素 E_2 和前列环素)。

2. 子宫内膜修复的分子机制异常　包括子宫内膜炎和感染、局部炎性反应异常和子宫内膜血管生成异常。

【临床表现】

异常子宫出血特点:月经血量增多、经期延长、月经间期出血,但常有规律的月经周期。

【诊断】

当异常子宫出血仍有规律月经周期可循,有正常排卵,BBT 双相,又缺乏其他明确病因时,考虑诊断子宫内膜局部异常。症状如仅是月经过多,可能为调节子宫内膜局部凝血纤溶功能的机制异常;症状如仅表现为月经间期出血或经期延长,可能是子宫内膜修复的分子机制异常,包括子宫内膜炎症、感染、炎性反应异常和子宫内膜血管生成异常。

目前还没有诊断子宫内膜局部异常的特异方法,因此诊断 AUB-E 必须在有排卵月经的基础上排除其他明确异常后而确诊。如何判断有排卵:月经周期规律;测基础体温显示双相;月经 21 天左右查孕酮水平

PART2

提示有排卵。

对于持续月经间期出血,伴有性交后出血、腹胀、腹部压痛等症状,年龄 >40 岁、药物治疗失败、有结构性病因的证据、有不良生活方式历史(糖尿病、肥胖、使用性激素、吸烟、有遗传病史等)的女性,需要排除子宫内膜恶变的风险,再做进一步影像学与病理学检查。

【治疗策略】

子宫内膜局部异常月经是有排卵的,周期是规律的,症状是月经过多、月经间期出血、经期延长,所以治疗首要任务是控制出血,改善患者生活质量,预防出血多时间长造成贫血、感染等并发症。

对此类非器质性疾病引起的子宫异常出血,建议先行药物治疗,如果药物治疗效果欠佳,再考虑手术治疗。

1. 药物治疗

(1)左炔诺孕酮宫内缓释系统(LNG-IUS):适合于近 1 年以上无生育要求者。LNG-IUS 可减少月经量达 95%,是所有药物治疗中疗效最佳者。对需要保留生育能力的妇女来说是花费最少且最有效的选择。放置于宫腔内,可维持 5 年有效,且不影响以后的生育力。资料显示约有 80% 希望妊娠的妇女在取出系统后 12 个月内受孕。

(2)氨甲环酸抗纤溶治疗或非甾体类抗炎药:适用于月经过多,不愿或不能使用性激素治疗或想尽快妊娠者。氨甲环酸可抑制异常亢进纤溶酶的作用,阻抑纤维蛋白分解而显示止血、抗变态反应、消炎效果。氨甲环酸可显著减少月经出血量,缩短出血时间,预防贫血,不良反应少,耐受性好。用法:氨甲环酸 3g/d,月经第 1~5 天服用,连用 1~3 个月经周期。

(3) 短效口服避孕药:适用于有避孕需求的育龄妇女。短效口服避孕药可抑制子宫内膜的增殖,呈腺体萎缩,而且子宫内膜剥脱完整,所以月经量减少,月经期缩短。同时抑制排卵避免月经间期排卵出血,改善生活质量。

(4) 孕激素子宫内膜萎缩治疗:(年龄较大的女性可以考虑应用),如炔诺酮 5mg 每天 3 次,从周期第 5 天开始,连续服用 21 天。

2. **手术治疗** 刮宫术仅用于紧急止血及病理检查。对于无生育要求者,药物治疗效果欠佳,可以考虑保守性手术,如子宫内膜切除术。

PART2

第八节 医源性异常子宫出血

有些药物也可导致异常子宫出血(如激素、抗凝剂或溶纤维蛋白药、精神药品),异常子宫出血表现多样,可以点滴出血,也可以出血量多达到或超过正常经量。

【出血机制】

放置宫内节育器引起经期延长可能与局部前列腺素生成过多或纤溶亢进有关;大多数医源性异常子宫出血是由于性激素治疗引起的出血,总体是在雌孕激素波动控制下发生,按不同的性激素作用模式,可以分为三类:

1. **雌激素撤退出血** 雌激素水平大幅度下降,内膜失去雌激素支持出血,常发生于停药、多日漏服。

2. **雌激素突破出血** 雌激素水平波动,不足以维持内膜结构而出血,常见于偶然漏服、药物胃肠吸收差、卵巢仍有小卵泡发育,体内卵巢功能与外源性激素活性不同步等。

3. 孕激素突破出血 孕激素与雌激素水平不平衡,比如长期使用高效孕激素,雌激素相对孕激素不足而导致突破性出血,或孕激素相对不足,子宫内膜增生而间质发育不良,子宫内膜血管密度异常增加、螺旋动脉收缩节律失常发生自发性内膜浅表突破出血。

【临床表现】

可包括以下:

1. 避孕药的漏服表现为撤退性出血。

2. 放置宫内节育器可表现为经期延长。

3. 首次应用 LNG-IUS 或皮下埋置剂的妇女 6 个月内常会发生不规则出血:月经模式发生变化,尤其是放置后几个月,经常会有点滴出血,典型的月经改变有月经量减少、月经稀发、闭经和经期间不规则出血。

4. 使用利福平、抗惊厥药及抗生素等也易导致异常子宫出血。

【诊断】

需要通过仔细询问用药历史、分析服药与出血时间的关系后确定,必要时应用宫腔镜检查,排除其他病因。

【治疗】

1. 有关口服避孕药引起的出血,首先应排除漏服,强调规律服用;若无漏服可通过增加剂量改善出血。对于口服避孕药期间突破性出血,一发现迅速剂量加倍,维持完一周期,下周期再恢复正常剂量,若仍不能止血,停药撤血,撤血第 5 天再重新开始服药,如 3~4 周期仍反复出血建议宫腔镜活检或诊断性刮宫排除内膜器质性病变,检查未发现器质性病变的,可以更换药物继续激素治疗。

2. 因放置宫内节育器所致,治疗首选抗纤溶药物。

3. 应用 LNG-IUS 或皮下埋置剂引起的出血可对症处理或期待治疗,做好放置前咨询。

第九节　未分类的子宫异常出血

AUB 的个别患者可能与其他罕见的因素有关,如动静脉畸形、剖宫产术后子宫瘢痕缺损、子宫肌层肥大等,但目前尚缺乏完善的检查手段作为诊断依据;目前暂将这些因素归于"未分类(AUB-N)"。

动静脉畸形所致 AUB 的病因有先天性或获得性(子宫创伤、剖宫产术后等),多表现为突然出现的大量子宫出血。诊断首选经阴道多普勒超声检查,子宫血管造影检查可确诊,其他辅助诊断方法有盆腔 CT 及 MRI 检查。治疗上,有生育要求的患者,出血量不多时可采用口服避孕药或期待疗法;对于出血严重的患者,首先维持生命体征平稳,尽早采用选择性子宫动脉血管栓塞术,但有报道,术后妊娠率较低。无生育要求者,可采用子宫切除术。

AUB-N 中剖宫产术后切口瘢痕缺损发生率相对较高,故重点介绍剖宫产术后切口瘢痕缺损。剖宫产术后切口瘢痕缺损国外发生率在 4%~9%,在剖宫产

PART2

后行子宫输卵管造影的患者中,60% 在剖宫产切口部位存在缺陷(65% 呈囊状憩室,35% 呈线状缺陷);54% 憩室位于宫腔下段,36% 位于宫颈峡部,10% 位于宫颈管内。

【命名】

目前没有统一的命名。

1. 剖宫产子宫切口瘢痕缺损(previous cesarean scar defect,PCSD or CSD)。

2. 剖宫产子宫瘢痕憩室(cesarean scar diverticular)。

3. 子宫峡部膨出(isthmocele)。

4. 壁龛(niche)。

【定义】

子宫瘢痕切口缺损(previous cesarean scar defect,PCSD or CSD)是指子宫前壁下段、子宫峡部或宫颈上段前次剖宫产切口处子宫黏膜向肌层外凸,出现子宫黏膜层、肌层部分缺损。即剖宫产切口解剖结构异常导致的瘢痕缺损或子宫瘢痕裂隙。此处的子宫肌层缺乏连续性。

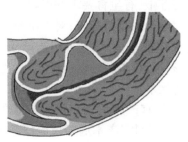

图 3-1　剖宫产瘢痕缺损示意图

【病因】

1. **子宫切口位置**　剖宫产切口位置过低,距离宫颈外口近,容易感染且宫颈下方供血较上方少,血供不佳引起切口愈合不良;切口位置过高,因为宫体与宫颈组织不同,切口上缘肌层短且厚,下缘薄且长,上下缘肌层厚度差异较大,因肌层对合不齐、错位等影响愈合。

2. **缝合技术**　单层缝合,连续缝合,一侧角漏缝,缝线过紧、过密引起供血不足,缺血、坏死,切口裂开等。

3. **切口缺血**　切口感染、出血、缺血等原因形成薄弱处,导致子宫内膜向肌层突出。

4. **子宫切口内膜异位**　随着经期内膜反复剥脱,出血,压力增加,向宫腔内破裂并形成憩室。

5. **宫腔内容物排出不畅**　腔内压力增加,使切口愈合不良处向外膨出形成憩室。

6. **分娩情况**　产程 >5 小时;试产中宫颈扩张≥5cm 均增加憩室的发生率;随着剖宫产次数增加,残存肌层厚度变薄,子宫切口憩室的发生率增加。

7. **子宫位置**　后倾后屈。

【形态】

三角形、半圆形、长方形、环形、小滴状和囊状,但大部分憩室为半圆形(50.4%)和三角形(31.6%),憩室的形状与经后淋漓出血两者无明显相关性。

【临床表现】

1. **异常子宫出血**　45.8% 剖宫产切口憩室患者有异常子宫出血。表现为:经期延长;经间期出血;经后淋漓出血。由于峡部膨出的存在,血液积聚在壁龛中,从宫腔流出的月经血可能减慢。

2. 经期腹痛或盆腹腔痛 其中存在纤维化组织,可引起耻骨上方的盆腔痛。

3. 不孕症持续出血 影响宫颈黏液和精子的质量,阻碍精子通过宫颈管,干扰胚胎种植。

4. 剖宫产瘢痕 妊娠导致瘢痕破裂大出血危及生命。

【诊断】

关于子宫瘢痕憩室目前临床并无统一诊断标准,对有临床症状的患者,需排除内分泌因素后,进一步辅助检查以明确诊断。

1. 阴道超声 是诊断子宫切口憩室的首选检查方法,且简单、经济、无创。诊断率高达100%。子宫切口憩室表现为子宫前壁下段切口处肌层中断,肌层内出现楔形或囊性无回声。局限性在于不能排除宫腔内的疑似占位病变,不能了解宫腔内憩室改变的情况。

2. 宫腔超声造影技术 宫腔内注入生理盐水,能更好地描绘憩室的轮廓,在子宫前壁下段、子宫峡部或宫颈管上段的前次剖宫产切口部位可见三角形或楔形的低回声缺陷。但操作繁琐并可能增加宫腔感染机会,较少用。

3. 宫腔镜 可直观看到宫腔形态及CSD具体位置、大小、深浅以及是否有积血、肉芽或异常血管等。宫腔镜的优点是在诊断的同时可以进行治疗。

4. 子宫输卵管造影 是很好的检查方法,表现为造影剂外突。可以了解憩室改变图像,还可排除宫腔占位性改变,但无法测量憩室上方子宫肌层厚度,通常需结合超声或磁共振,且子宫输卵管造影有可能损伤子宫内膜,诱发炎症,引起下腹坠痛。

5. 磁共振　理论上是目前诊断 CSD 最为准确的检查方法。其主要优势:在评价憩室同时,可以对宫腔内外情况进行描述。能清晰显示憩室的具体位置(子宫下段、峡部、颈部),各个径线长度,并可测量肌层厚度及距浆膜层距离。更好地指导手术方式的选择和手术范围。检出率为 55.4%。

【鉴别诊断】

有文献报道剖宫产术后发现子宫下段包块,伴有经期延长,阴道淋漓出血,超声、CT 均提示浆膜下子宫肌瘤囊性变,术后病理证实子宫憩室。因此,对于超声提示子宫前壁下段的肌瘤,尤其是合并子宫异常出血,要注意排除子宫瘢痕憩室可能。

【CSD 评分 - 分级系统】

表 3-1　采用阴道超声(TVUS)测量瘢痕处
残余肌层和邻近肌层厚度

	3分	2分	1分	0分
残余肌层厚度(mm)	TVUS≤2.2	-	TVUS>2.5	-
残余肌层比例(%)	<20	20~50	>50	-
明显瘢痕数目	-	-	>1	1
剖宫产分娩次数	-	-	>1	1
月经情况	-	-	异常	正常

5 项评分之和按以下标准分级:

Ⅰ级(轻度):2~3 分。

Ⅱ级(中度):4~6 分。

Ⅲ级(重度):7~9 分。

【超声影像分型】

1. **轻型**　浅 V 形凹陷,此型多见,子宫前壁下段切口处可见宫腔凸向肌壁的小三角形或椭圆形的液性暗区,缺损平均深度为 2.5mm(2~5mm),此型缺损部分可愈合消失。

2. **中型**　楔形缺损,缺损深度平均为 7.0mm(5.0~9.0mm),缺损层积血,边界较模糊,内部透声性较差,且无声区肌层较薄,盆腔内膜线中断,此型憩室历次检查均不消失。

3. **重型**　三角形缺损,顶端凸向肌壁,肌壁极薄或仅可见浆膜层,该层肌壁回声欠均匀,形成明显的憩室改变,个别憩室中间偏高或偏低呈不规则血样回声,临床症状重。

【治疗】

治疗的目的是切除局部炎症组织,改善临床症状,恢复生育功能,降低再次妊娠时子宫破裂的发生。

1. **性激素治疗**　对于有症状的子宫切口憩室可首选药物治疗。主要是给予雌、孕激素治疗,如短效避孕药。激素治疗机制:减少月经期(如假孕疗法),促进憩室内异位内膜的蜕膜化和萎缩,对凝血功能的影响。当药物治疗无效或严重的剖宫产切口憩室可考虑手术。避孕药,左炔诺孕酮宫内缓释系统(曼月乐)均可缩短月经经期,停药后复发。

2. 手术 适应证:①具有剖宫产史;②临床表现为不规则阴道出血、耻骨上盆腔疼痛,性交疼痛及继发不孕;③采用 TVUS 证实剖宫产切口位置可见三角形或者楔形的低回声缺陷;④除外妊娠、IUD、凝血功能异常、子宫肌瘤、息肉、内膜增生等;⑤经激素等药物治疗效果不佳。目前子宫切口憩室治疗不完全依据子宫残余肌层厚度作为手术指征,更注重患者的临床症状。对于有症状的患者,需排除内分泌因素,选择宫腔镜联合阴道超声检查等辅助检查明确诊断后再选择进一步治疗。

(1)缺损修补术:

1)宫腔镜手术:诊断作用,指引腹腔镜手术,切除瘢痕。

适应证:①因 CSD 引起的子宫异常出血,经药物等保守治疗无效;②瘢痕缺损面积较小,CDS 评分为 I 级(轻度):2~3 分;③局部子宫壁变薄较轻,宫腔镜切除子宫切口憩室时需残存肌层厚度≥2.5mm,否则有子宫穿孔和膀胱损伤的可能;④前位子宫;⑤中位子宫。

手术方式:宫腔镜切除憩室周围瘢痕组织,使缺损区域平缓,袋状外陷消失,使潴留的经血能够流出;仅电切瘢痕下部隆起的活瓣样组织,使经血无法滞留;球形电极来回滚动电凝消融缺损创面,破坏瘢痕部位增生的血管、出血灶、息肉及再生的内膜组织及子宫内膜腺体,使瘢痕化,预防出现原位组织渗液或血液。宫腔镜电切术修复缺陷,缓解 AUB 症状的有效率为59.6%~100% 不等。

手术不足:肌层变薄面积大,再次妊娠是否出现子宫破裂。宫腔镜手术的本质是将剖宫产瘢痕缺损从原有的深窄裂隙变为宽浅缺损,对原本较薄的子宫肌层并未做任何修补,而是将裂隙周边正常的肌层切薄。此术式不适合需要将再妊娠的患者。

2）腹腔镜手术:

适应证:当憩室上方残存的肌层厚度≤2.5mm,或憩室深度≥80% 邻近子宫肌层厚度,位置较高,有生育要求,术者腹腔镜手术操作技术娴熟是腹腔镜修补的手术治疗指征。

手术优点:加固子宫肌层,相对副作用小,创伤小,术后恢复快,可全面探查盆腔情况,视野清晰,尤其对于有盆腔粘连者更具有优势;可充分下推膀胱,降低膀胱损伤的风险;术中联合宫腔镜检查,准确确定憩室的位置和范围;因手术视野清晰,术中同时使用宫腔探棒指示,可彻底切除瘢痕,手术疗效确切。

手术不足:但是重新缝合术后切口是否再次出现憩室,多次手术切口是否愈合不良。

3）宫腹腔镜联合术:

适应证:① CDS 评分为Ⅱ级及以上;②残余肌层厚度≤2.5mm;③后位子宫。术中腹腔镜全面探查盆腔情况,有效降低周围脏器的损伤,宫腔镜可准确定位憩室位置、大小、范围、深度。可以彻底切除瘢痕。

4）阴式手术:

适应证:① CSD 裂隙较大,一般直径 >1~1.5cm;②浆肌层较薄,缺损处子宫肌层厚度 <3mm;③缺损位置较低,位于宫颈管上部;④有生育要求。

手术方式:①宫腔镜确认 CSD 大小及位置。②向外牵拉宫颈前唇,在膀胱宫颈间隙注射生理盐水后经阴道分离宫颈及子宫上方膀胱。③打开膀胱阴道间隙，探查辨认瘢痕缺损部位。此时可用宫腔镜放置在 CSD 处进行透光试验。④完全切除瘢痕组织，使切缘为新鲜组织。⑤间断或连续缝合切口。⑥宫腔镜检查手术效果。

手术优点: 手术操作相对简单,使用器械较少,治疗成本低。可以彻底切除 CSD。

手术不足: 阴道相对狭窄,手术视野不易暴露,副损伤大。失败率 8%~30%。

5）开腹子宫憩室切除术:

治愈标准: 症状消失,瘢痕消失,肌层变厚,再次妊娠成功分娩。

复发: 如何避免?

术中注意事项: ①准确判断 CSD 位置:宫腔镜内、外定位;②切除瘢痕要彻底:注意避免使用电刀,以防电灼伤后组织愈合能力差;③缝合方法要恰当:建议先将一侧尖端缝合关闭后,再从对侧缝合,确保两侧角均完全闭合,最好双侧缝合。

修补术结局: 剖宫产瘢痕缺损修补术从本质上讲是切除原有的瘢痕制造出更大的瘢痕。①切口如期愈合,仍面临再次妊娠子宫瘢痕破裂的风险,其发生率相当于二次剖宫产术后第三次妊娠;②瘢痕愈合更加困难,子宫瘢痕相关的并发症不但没有减少,可能还会加重。

（2）子宫全切术:适用于重度 PCSD 患者,年龄大、无生育要求且有症状的患者。

剖宫产子宫切口憩室手术治疗方法较多,具体应用哪种治疗方法应根据子宫切口憩室大小、类型,患者

PART2

的临床症状及个体差异等因素进行选择。总之,虽然目前剖宫产切口憩室发病原因不明,但其发病率随着剖宫产率的升高逐渐上升已成为不争的事实。剖宫产切口憩室是引起异常子宫出血的一种病因,微创手术将成为最有效的治疗手段。MRI可作为剖宫产切口憩室诊断的有效方法。

剖宫产瘢痕缺损能否再妊娠? 再次妊娠有两种状态:①胚胎着床于宫腔,正常妊娠;②胚胎着床于剖宫产瘢痕缺损处。

剖宫产再次妊娠子宫破裂的相关因素:①前次剖宫产的指征:未经过试产而行选择性剖宫产,再次妊娠子宫破裂的发生率高;②前次剖宫产的术式:古典、T字形切口、下段直切口;③前次剖宫产切口愈合不良:血肿或感染、子宫内膜炎、子宫内膜异位症等;④本次妊娠宫腔内压力不均匀:为巨大胎儿、羊水过多或多胎妊娠等。

子宫瘢痕憩室是剖宫产术后再生育的重要问题,如何预测妊娠结局目前缺乏统一的标准。

(王亚平　陈　蓉)

第四章 | 闭 经

　　闭经(amenorrhea)是妇科常见的疾病之一,虽然这一名词的确是一种妇科疾病的诊断,但其本身并不是一种具体的疾病,而是多种疾病的一个共同临床表现。正常女性是有规律月经的,闭经顾名思义就是不来月经的情况。作为一种不正常状态,不来月经并非不出血这么简单,出血也不是我们治疗的主要目的,主要是因为闭经的背后可能意味着各种结构性异常和功能紊乱,也就是意味着妇科内分泌激素的异常和各种器质性疾病的存在,这些才是治疗的主要目的。换句话说,如果结构性改变不引起病人的不适,不会造成什么严重后果,而且妇科内分泌功能也正常,其实并不需要治疗。反之,如果妇科内分泌功能已经异常,即使还有貌似正常的月经,比如无排卵月经,也应该予以关注,采用适当的治疗。

　　还需要强调的一点是,很多女性认为月经量变少也是不正常的,把月经量少也认为是闭经而来就诊。前面已经说过,月经血的主要成分就是血,月经量少就是出血少,只要周期规律,有定期排卵,假如病人没有生育要求,也没有结核等疾病,月经量减少,哪怕非常少,也是无需治疗的。

一、定义

　　闭经是指月经从未来潮或异常停止,可分为生理性闭经和病理性闭经。引起闭经的原因是多方面的，错综复杂。有遗传、内分泌和免疫问题，也有精神因素、肿瘤、创伤和药物影响而导致的闭经。青春期前、妊娠期、哺乳期以及绝经后期的月经不来潮均属生理性闭经。本节仅介绍病理性闭经，根据既往有无月经来潮，病理性闭经分为原发性闭经和继发性闭经。

闭经，特别是原发性闭经的年龄不是一成不变的，而是随着时代的变迁不断变化，这主要是因为人类月经初潮的年龄在不断提前，20世纪40年代时平均约15~16岁，而目前中国女孩的平均月经初潮年龄约12~13岁，据认为，这主要是由于营养状况的改善所致。但近20年来，月经初潮的年龄已经处于一个平台状态，不再有明显的变化。

目前各种类型闭经的定义如下：①原发性闭经：年龄超过14岁，第二性征尚未发育；或年龄超过16岁，第二性征已发育，月经还未来潮，约占闭经的5%。这一年龄定义，在不同书籍里由于参考的统计资料来源不同，可能也略有不同，也有定义为13岁无第二性征发育和15岁有第二性征发育但无月经者为原发闭经的。②继发性闭经：以往曾建立正常月经，但现在停经时间超过6个月，或按自身原来月经周期计算停经3个周期以上者，约占闭经的95%。

除外妊娠、哺乳期或者绝经期，闭经在人群中的发生率约为3%~4%。虽然造成闭经的原因有很多，但是主要集中在以下四个方面：多囊卵巢综合征（polycystic ovary syndrome，PCOS）、下丘脑性闭经、高泌乳素血症以及卵巢功能衰退，其他原因所致闭经在临床就相对少见。原发性闭经通常是由于基因或者解剖学的异常所致,国外数据显示在人群中的发生率小于1%,此外每年约有5%~7%妇女会经历3个月或以上的继发性闭经。并未有证据显示闭经的发生率在不同人种或民族之间存在差异性,而环境、营养差异以及相关疾病的流行病学差异无疑会影响到闭经的发生率。需要指出的是,原发闭经和继发闭经的病因在很大程度上是交叉的,原发和继发闭经不是两类完全不同的疾病群。比如结核破坏子宫内膜,可以发生在月经初潮之后,也可以发生在月经初潮之前,这样前者就是继发闭经,后者即为原发闭经;高泌乳素血症也是类似,幼年时即发生就会表现为原发闭经。因此所有闭经患者均应该按照标准程序进行鉴别诊断。

二、正常月经的必要条件

在介绍闭经诊断和治疗之前,有必要先来了解一下维持正常月经的必要条件。女性生殖系统分为内生殖器和外生殖器,要有正常规律的月经,这些都必须正常有功能。首先要有畅通的生殖道,这样可以保证产生的月经血可以顺利流出来;其次是要有具有功能的子宫内膜,子宫内膜脱落是月经血产生的来源;然后要有雌激素的作用,雌激素作用于子宫内膜使子宫内膜变为增殖期;之后还要有孕激素的作用,使增殖期内膜转化为分泌期;最后还必须有雌孕激素的突然下降,即雌孕激素撤退。在解剖结构正常的前提下,规律性排卵就会产生激素的周期性变化,即前半个月只有雌激素作用,后半周期有雌孕激素作用,而后雌孕激素突然下降。我们所说的人工周期就是模拟上面这种雌孕激素的周期变化。以上任何一点出现问题都会出现月经

PART2

的异常甚至闭经。比如,各种先天和后天的生殖道的任何部分堵塞都会导致经血不能流出,从而闭经;先天性子宫缺如和后天子宫内膜破坏可致无经血产生,从而闭经;没有雌激素不能让子宫内膜发生增殖期改变,缺乏孕激素则不能让增殖期内膜转化为分泌期,都可导致闭经;最后,如果雌孕激素一直保持较高水平,如妊娠状态,子宫内膜也不会剥脱出血。

三、造成闭经的疾病分类

按生殖轴病变和功能失调的部位分为下丘脑性闭经、垂体性闭经、卵巢性闭经、子宫性闭经以及下生殖道发育异常性闭经。

世界卫生组织(World Health Organization,WHO)将闭经归纳为3种类型,Ⅰ型:无内源性雌激素产生,卵泡刺激素(follicle stimulating hormone,FSH)水平正常或低下,催乳素(prolactin,PRL)水平正常,无下丘脑、垂体器质性病变的证据;Ⅱ型:有内源性雌激素产生、FSH及PRL水平正常;Ⅲ型为FSH水平升高,提示卵巢功能衰竭。

下面按照下丘脑 - 垂体 - 卵巢 - 子宫内膜轴解剖部位具体介绍引起闭经的相应病变:

(一)下丘脑性闭经

下丘脑性闭经是由中枢神经系统包括下丘脑的各种功能和器质性疾病引起的闭经。此类闭经的特点是下丘脑合成和分泌促性腺激素释放激素(gonadotropin releasing hormone,GnRH)功能缺陷、失调或抑制,临床上按病因可分为功能性、基因缺陷或器质性和药物性3大类。

1. **功能性闭经**　因各类应激因素抑制下丘脑GnRH 分泌所致,及时治疗可逆转。

（1）应激性闭经:精神打击、环境改变等可引起内源性阿片类物质、多巴胺和促肾上腺皮质激素（adrenocorticotropic hormone, ACTH）释放激素水平应激性升高,从而抑制下丘脑 GnRH 的分泌,使排卵功能发生障碍而致闭经。这种情况实际上非常常见,各种情绪的波动,包括吵架、纠纷和不愉快事件等,甚至搬家或更换工作单位,均有发生闭经的情况出现。

（2）运动性闭经:运动员,包括芭蕾舞演员,在持续剧烈运动后可出现闭经。与患者的心理、应激反应程度及体脂下降有关。若体重减轻 10%~15%,或体脂丢失 30% 时将出现闭经。但往往,运动员并不是营养不良的状态,目前认为,运动性闭经的主要机制是由于不分昼夜的高强度活动使得生物钟受到极大干扰,从而导致闭经,这是与营养不良性闭经的本质区别。

（3）营养相关性闭经:慢性消耗性疾病、肠道疾病、营养不良以及神经性厌食症,致使体重急剧下降,最终导致下丘脑多种神经内分泌激素分泌水平降低,引起垂体多种促激素包括黄体生成素（luteinizing hormone, LH）、FSH、ACTH 等分泌水平下降,为低促性腺激素（gonadotropin, Gn）性闭经。究其机制,除了极度营养不良外,这一类人往往有着很大的心理障碍,神经性厌食,实际上是强迫症的一种表现,也属于抑郁范畴。

2. **基因缺陷或器质性闭经**

（1）基因缺陷性闭经:因基因缺陷引起的先天性GnRH 分泌缺陷。主要包括伴有嗅觉障碍的 Kallmann

综合征与不伴有嗅觉障碍的特发性低 Gn 性闭经。陆续发现一些和其发病相关的基因,如 Kallmann 综合征 1 基因(Kallmann syndrome 1,KAL-1)、成纤维细胞生长因子受体 1(fibroblast growth factor receptor1,FGFR1)、成纤维细胞生长因子 8(fibroblast growth factor receptor 8,FGF8)、前动力蛋白受体 2 基因(fibroblast growth factor receptor 2,PROKR2)、前动力蛋白 2 基因(fibroblast growth factor receptor 2,PROK2)和染色质解旋酶 DNA 结合蛋白基因 7(chromodomain helicase DNA-binding protein gene,CHD7)等。Kallmann 综合征是由于染色体 Xp22.3 的 *KAL-1* 基因缺陷所致,临床表现为原发性闭经,性征发育缺如,伴嗅觉减退或丧失;特发性低 Gn 性闭经是由于 GnRH 受体 1 基因突变所致。

(2)器质性闭经:包括下丘脑肿瘤,最常见的为颅咽管瘤,肿瘤沿垂体柄生长可压迫垂体柄,影响下丘脑 GnRH 和多巴胺向垂体的转运,从而导致低 Gn 性闭经伴垂体催乳素分泌增加;此外尚有炎症、创伤、化疗等原因。

3. 药物性闭经 长期使用抑制中枢或下丘脑的药物,如抗精神病药物、抗抑郁药物、避孕药、甲氧氯普胺和鸦片等可抑制 GnRH 的分泌而致闭经;药物性闭经是可逆的,一般停药后均可恢复月经。

(二)垂体性闭经

是由于垂体病变或损伤导致 Gn 分泌降低而引起的闭经。

1. 垂体肿瘤 位于蝶鞍内的腺垂体中各种腺细胞均可发生肿瘤,最常见的是分泌 PRL 的腺瘤,闭经程度与 PRL 对下丘脑 GnRH 分泌的抑制程度有关。

2. **空蝶鞍综合征** 由于蝶鞍隔先天性发育不全,或肿瘤及手术破坏蝶鞍隔,使充满脑脊液的蛛网膜下腔向垂体窝(蝶鞍)延伸,压迫腺垂体,使下丘脑分泌的 GnRH 和多巴胺经垂体门脉循环向垂体的转运受阻,从而导致闭经,可伴 PRL 水平升高和溢乳。

3. **先天性垂体病变** 先天性垂体病变包括单一 Gn 分泌功能低下的疾病和垂体生长激素缺乏症。前者可能是 LH 或 FSH α、β 亚单位或其受体异常所致,后者则是由于脑垂体前叶生长激素分泌不足所致。

4. **Sheehan 综合征** 是由于产后出血和休克导致的腺垂体急性梗死和坏死,可引起腺垂体功能低下,是低 Gn 性闭经。

5. **手术和放疗损伤** 由于治疗垂体或其邻近部位肿瘤的需要,进行手术或放疗而导致垂体受损。

(三)卵巢性闭经

卵巢性闭经是由于卵巢本身原因引起的闭经,属于高 Gn 性闭经,分为以下四种类型:

1. **先天性性腺发育不全** 患者性腺呈条索状,分为染色体异常和染色体正常两种类型。

(1)染色体异常型:包括染色体核型为 45,X0 及其嵌合体,如 45,X0/46,XX 或 45,X0/47,XXX,也有 45,X0/46,XY 的嵌合型。45,X0 女性除性征幼稚外,常伴面部多痣、身材矮小、蹼颈、盾胸、后发际低、腭高耳低、肘外翻等临床特征,称为 Turner(特纳)综合征。45,X0/46,XY 嵌合体还可以有各种程度的男性化表现(详见"第十一章性分化与发育异常"章节内容)。

(2)染色体正常型:染色体核型为 46,XX 或 46,XY,称 46,XX 或 46,XY 单纯性腺发育不全。XX 型实际上应该视为卵巢早衰的极端表现形式,可能与基因缺陷有关,患者为女性表型,性征幼稚;而 XY 型者是由于睾丸不发育,因而也缺乏雄激素和雌激素,外生殖器保持在幼稚型,而且由于睾丸从未发育,因而未产生过抗米勒管激素(anti-Müllerian hormone,AMH),所以与 XX 型一样,均可有子宫(详见"第十一章性分化与发育异常"章节内容)。

2. 酶缺陷 17α- 羟化酶缺陷也有 46,XX 和 46,XY 两种类型,两型的共同表现是:由于上述酶缺陷,雄激素和雌激素合成障碍,导致雌激素缺乏以及 FSH 反馈性升高,临床多表现为原发性闭经、性征幼稚。而 46,XX 型患者有子宫,卵巢内还有许多始基卵泡及窦前卵泡和极少数小窦腔卵泡,在高水平 FSH 的作用下,可以有卵泡发育,但发育的卵泡也不能合成雌激素,因而卵泡逐渐长大,可形成囊肿,内膜始终无反应(详见"第十一章性分化与发育异常"章节内容)。

3. 卵巢抵抗综合征(resistant ovarian syndrome,ROS) 又称卵巢不敏感综合征(insensitive ovarian syndrome,IOS)和 Savage 综合征(Savage 是发现的第一位患者的名字)。Gn 受体突变可能是发病原因之一。卵巢内多数为始基卵泡及初级卵泡,但对 Gn 不敏感,无卵泡发育和排卵,内源性 Gn 特别是 FSH 水平升高,但由于卵巢间质在高 LH 刺激下产生的雄烯二酮在外周组织可转化为雌激素,因此可有女性第二性征的发育。

4. 原发性卵巢功能不全(premature ovarian insufficiency,POI) 又称卵巢早衰(premature ovarian failure,POF),含义相同,改称"功能不全"是为了强调年轻者

卵巢还有一定的自发排卵的可能,给患者一定的心理安慰。同时为了更及时地关注这类患者,更早开始治疗,特别是促生育治疗,因此目前国际上的倾向是关口前移,因此,此症目前国际上流行的定义是指40岁以前,出现至少4个月的闭经,性激素紊乱,2次(间隔至少1个月)血清FSH浓度大于25IU/L(既往的定义为40IU/L),伴雌激素水平下降。与遗传因素、病毒感染、自身免疫性疾病、医源性损伤或特发性原因有关。其中,遗传方面已确定与FMR1基因(fragile X mental retardation 1)前突变之间存在联系,该基因缺陷是造成脆性X综合征的原因。脆性X综合征是一种X连锁性疾病,它是遗传性精神发育迟滞最常见的原因。在家族性POI病例中,约14%的患者可发现存在*FMR1*基因前突变。在散发POI病例中,这种前突变的出现率约为2%。其他相关基因尚处于研究之中。

(四)子宫性及下生殖道发育异常性闭经

1. **子宫性闭经** 子宫性闭经分为先天性和获得性两种。先天性子宫性闭经的病因包括米勒管发育异常的MRKH(Mayer-Rokitansky-Kuster Hauser)综合征和雄激素不敏感综合征,以及其他子宫缺如的性发育异常疾病(详见"第十一章性分化与发育异常"章节内容);获得性子宫性闭经的病因包括感染、创伤导致宫腔粘连引起的闭经。

(1)MRKH综合征:该类患者卵巢发育、女性生殖激素水平及第二性征完全正常,但由于胎儿期双侧副中肾管形成的子宫段未融合而导致先天性无子宫,或双侧副中肾管融合后不久即停止发育,子宫极小,无子

PART2

宫内膜,并常伴有泌尿道畸形。

（2）雄激素不敏感综合征:患者染色体核型为46, XY,性腺是睾丸,血睾酮为正常男性水平,但由于雄激素受体缺陷,使男性内外生殖器分化异常。雄激素不敏感综合征分为完全性和不完全性两种。完全性雄激素不敏感综合征为完全没有雄激素作用的临床表现,外生殖器女性型且发育幼稚、无阴毛;不完全性雄激素不敏感综合征即有部分雄激素作用,可存在腋毛、阴毛,但外生殖器性别不清(详见"第十一章性分化与发育异常"章节内容)。

（3）子宫内膜损伤和宫腔粘连:一般发生在反复人工流产术后或刮宫、宫腔感染或放疗后;子宫内膜结核时也可使宫腔粘连变形、缩小,最后形成瘢痕组织而引起闭经;宫腔粘连时可因子宫内膜无反应及子宫内膜破坏引起闭经。

（4）各种医源性原因进行子宫内膜剥除术或子宫切除。

2. 下生殖道发育异常性闭经　包括宫颈闭锁、阴道横隔、阴道闭锁及处女膜闭锁等。宫颈闭锁可因先天性发育异常和后天宫颈损伤后粘连所致,常引起宫腔和输卵管积血;阴道横隔是由于两侧副中肾管融合后其尾端与泌尿生殖窦相接处未贯通或部分贯通所致,可分为完全性阴道横隔及不全性阴道横隔;阴道闭锁常位于阴道下段,其上 2/3 段为正常阴道,由于泌尿生殖窦未形成阴道下段所致,经血积聚在阴道上段;处女膜闭锁是泌尿生殖窦上皮未能贯穿前庭部所致,由于处女膜闭锁而致经血无法排出。

（五）其他原因所致闭经

1. 雄激素水平升高的疾病 包括PCOS、先天性肾上腺皮质增生症（congenital adrenal hyperplasia，CAH）、分泌雄激素的肿瘤及卵泡膜细胞增殖症等（详见"第八章多囊卵巢综合征"和"第十八章辅助生育技术与生殖力保护"章节内容）。

2. 甲状腺疾病 常见的甲状腺疾病为桥本病及毒性弥漫性甲状腺肿（Graves病）。常因自身免疫抗体引起甲状腺功能减退或亢进，并抑制GnRH的分泌从而引起闭经。也可因抗体的交叉免疫破坏卵巢组织而引起闭经。

四、诊断步骤

详细询问病史，完成体格检查与妇科检查并排除妊娠后，闭经应该按照这样一个程序去诊断：

1. 取血检查激素水平 首先行生殖激素水平测定（停用雌孕激素类药物至少一个月后），对于肥胖或临床上存在多毛、痤疮等高雄激素血症体征时尚需测定血糖、胰岛素、硫酸脱氢表雄酮（dehydroepiandrosterone sulfate，DHEAS）、性激素结合球蛋白（sex hormone binding globulin，SHBG）、17-羟孕酮等。激素测定的目的是协助诊断，测完激素不应当着急去分析化验单的结果，首先应当做的是进行下述试验明确病变部位，再结合血激素水平结果作出合理推断。

2. 孕激素试验 推荐使用注射黄体酮，因为试验的目的就是要求准确，口服药物由于其吸收受到多种因素的干扰，可能导致假阴性结果，用药方法为：黄体酮20mg/d，肌内注射×3~5天；口服多用于初步判断孕激素肯定会有撤退出血者,有以下几种方法:醋酸甲羟孕酮 10mg/d,口服 ×8~10 天;地屈孕酮 10~20mg/d,口服 ×8~10 天;微粒化黄体酮 100mg/ 次,每天 2 次,口服 ×10 天。

（1）如果孕激素试验来月经:补充孕激素可以来月经首先说明生殖道是正常的,月经血可以流出体外;其次说明体内有一定水平的内源性雌激素分泌,即妇科内分泌轴有功能但功能异常,由于某种原因虽然卵泡能够发育,但不足以使卵泡发育成熟与排卵,故缺乏孕激素的分泌,不能使子宫内膜从增殖期转变为分泌期并脱落出血。闭经原因主要考虑一些系统性因素,比如 PCOS、高泌乳素血症、绝经或 POI 前期、其他一过性下丘脑 - 垂体 - 卵巢(hypothalamus-pituitary-ovary,HPO)轴功能紊乱,如情绪改变和心理因素等。此时没必要再去进行雌孕激素试验,因此可以参考激素测定水平的结果了,比如泌乳素和雄激素。需要强调的一点是,很多医师仅凭超声所见子宫内膜厚度和(或)雌激素水平,就主观臆断用孕激素是否能够有撤退出血,这是不正确的。超声只是一项影像学检查,内膜厚度的测量是依据组织回声,雌激素测定的准确性也很难保证,更主要的是不同个体的子宫内膜对于雌孕激素的敏感性不一样,均会导致主观的判断不够准确。我们的研究表明,尽管内膜厚度在 0.5cm 以上和以下,撤退出血的几率显著不同,但内膜厚度在 0.5cm 以下者仍有部分病例可以发生孕激素撤退出血。因此,在面对一位闭经的患者时,进行孕激素撤退试验还是十分必要的。

（2）如果孕激素试验不来月经:则需要进行下一

个步骤,也就是雌孕激素试验。

3. 大剂量雌激素孕激素试验 关键之处就是雌激素的剂量要足够大,服用雌激素有以下几种方法:戊酸雌二醇或 17β- 雌二醇 4mg/d,亦可用结合雌激素 1.25mg/d,20~30 天后再加用孕激素。

（1）如果雌孕激素试验不来月经:说明闭经的病因并不在内分泌范畴,而是生殖道原因,包括各种先天性或后天性的疾病,比如先天性无子宫、阴道或宫颈闭锁或者后天性子宫内膜破坏等。

（2）如果雌孕激素试验来月经:说明体内缺乏雌激素,但是生殖道正常,此时生殖激素的结果就变得尤为重要,需要根据它进行下一步判断。

（3）如果 FSH 和 LH 高,E_2 低,说明病变部位在卵巢,属于卵巢性闭经,可见于 POI 或绝经(这里需要指出的一点是对于高 Gn 性原发闭经以及性分化异常者应进行染色体检查)。

（4）如果 FSH 和 LH 正常或者偏低、E_2 低:说明为中枢性闭经,病变部位在下丘脑或垂体,为低 Gn 性闭经。需要注意的一点是:下丘脑 - 垂体性闭经并不一定伴随 FSH 和 LH 的降低,有些情况还在正常早卵泡期范围,在孕激素试验不能撤退出血且雌孕激素可以撤退出血的前提下,只要 FSH 和 LH 不高,即可初步判断病因在下丘脑垂体水平。

4. 垂体兴奋试验 为了进一步搞清到底是下丘脑还是垂体出了问题,还可以采用 GnRH 做垂体兴奋试验。但这样的试验对于治疗的意义并不大,因为无论患者的意愿是想要来月经还是生育,治疗的方法是一样的。

PART2

GnRH 刺激试验的具体做法是：连续 3 天每天晨 8时给予 GnRH 100μg+5ml 生理盐水（第一天 iv、第二天 iv，第三天 im），在第三天用药前及用药后 15 分、30 分和 60 分取血测 LH。结果如下：①正常：15 分出现 LH峰值，高于基值 3 倍以上，绝对值增高 7.5ng/ml 以上；②活跃反应：峰值超过基值 4~5 倍；③延迟反应：峰值出现注射后 60 或 90 分钟；④低弱反应：峰值增高未及 2 倍。此试验的意义是：①病变在卵巢，LH 基值增高，注射 GnRH 后明显活跃；②病变在垂体，LH 基值低，注射 GnRH 后低弱反应或无反应；③病变在下丘脑，LH 基值低，注射 GnRH 后正常或延迟反应。目前，由于药物的限制，传统垂体兴奋试验难以进行，存在各种改良的试验方法，比如用短效垂体促性腺激素释放激素激动剂（gonadotropin releasing hormone agonist，GnRH-a）等，但其尚无统一的结果评估标准。

需要指出的是，当我们面对一个闭经的病人的时候，在明确闭经的诊断之后，病因的判断中一定要先搞清楚病变部位，再去判断是什么疾病，可以首先抽血化验性激素水平，但是激素水平的测定结果必须要结合临床的试验结果，应当完成试验以后再去查看性激素水平结果，作出综合判断，这是一个非常重要的思路。作为临床大夫还是应该以临床作为判断指标，激素水平测定只能作为参考，不能过度依赖。比如，看 FSH、LH 和雌激素水平的高低，一定要在完成孕激素试验和雌孕激素试验的基础上。按照上述路径判断清楚病变部位之后，再有针对性的完善相关辅助检查与化验来确诊具体的疾病。

表 4-2 不同部位所致闭经的孕激素试验、
雌孕激素试验结果表

部位	孕激素试验	雌孕激素试验	FSH 和 LH	雌激素	孕激素
生殖道	无撤血	无撤血	正常	正常	正常
卵巢	无撤血	有撤血	高	缺乏	缺乏
垂体下丘脑	无撤血	有撤血	不高（正常或低）	缺乏	缺乏
其他因素	有撤血	不做	正常	有	缺乏

PART2

五、治疗原则

治疗之前首先要明确患者体内是缺乏什么,对缺乏的激素予以补充,不缺乏的则无需补充,明确这一点后制定出对应的治疗策略,包括针对主要病因的特异性治疗(去除诱因、给予药物或手术治疗);促进、维持第二性征发育并减轻症状的激素补充治疗;针对疾病病理生理紊乱的内分泌治疗以及对有生育要求并适合生育的患者解决生育问题的促排卵治疗。这里需要指出的一点是,如果单用孕激素试验能来月经,用口服促排卵药才会有用,如果单用孕激素试验无法来月经,用人工周期才能来月经,用口服促排卵药是没有作用的。

下面来介绍以下几类疾病所致闭经的具体处理:

(1)生殖道闭经:患者体内不缺乏任何激素,治疗方法是手术,对经血引流障碍的阻塞部位行切开术,并通过手术矫正建立通道。

(2)卵巢性闭经:缺乏雌孕激素,可用人工周期建立规律月经周期,而且这种雌孕激素的补充可以维护健康,防止过早衰老;有生育要求者,因为卵巢功能已经基本衰竭,所以需要借助借卵 IVF 来完成生育。

（3）下丘脑垂体性闭经:通常缺乏雌孕激素,来月经可用人工周期治疗,由于卵巢功能本身正常,因此生育问题需要用 Gn 促排卵解决;神经性厌食症者主要是由于强迫症和过度营养不良造成闭经,可采用抗抑郁药物治疗,并辅以心理治疗和鼓励进食,同时在恢复自身妇科内分泌功能之前,可采用雌孕激素序贯治疗;过度运动造成的闭经如果单用孕激素不能撤退出血,也应该适当予以雌孕激素序贯治疗。

（4）精神因素:患者体内缺乏孕激素,可定期孕激素撤退恢复月经。精神因素解除后多数可自行恢复排卵,如果仍无排卵,可用枸橼酸氯米芬(clomiphene citrate,CC)或芳香化酶抑制剂促排卵帮助生育。

（5）PCOS:患者缺乏孕激素并且常伴有高雄激素,欲来月经可定期孕激素撤退,治疗高雄症状可用复方口服避孕药,促进生育则用三个层次的促排卵治疗,即口服促排卵药物、注射促排卵药物和体外受精 - 胚胎移植(详见"第八章多囊卵巢综合征"和"第十八章辅助生育技术与生殖力保护"章节内容)。

（6）高泌乳素血症:主要缺乏孕激素(有时也会出现雌孕激素均缺乏),但治疗上不需要任何雌孕激素,可用多巴胺受体激动剂(常用药物有溴隐亭、卡麦角林和喹高利特)来解决月经和生育问题(详见"第九章高泌乳素血症"章节内容)。

（7）绝经过渡期:此时患者体内缺乏孕激素,欲来月经可定期孕激素撤退,如果在月经稀发和闭经的同时已经出现了更年期症状,则说明已经有雌激素的缺乏,可以用序贯的方法补充雌孕激素(详见"第十二章围绝经期综合征"章节内容);但是,如果此类患者要求生育,应当劝说其放弃,因为生育会牵涉几代人,并涉及许多社会伦理的问题,我们的处理不能唯技术论,要体现出价值医学的理念,需要做的是让适合怀孕的人怀孕,孕期平顺地生出健康单胎。

表 4-3 不同原因闭经治疗策略总结表

部位	缺什么?	来月经	生育
生殖道	都不缺	手术,内膜修复	手术,内膜修复
卵巢	缺 E 和 P,卵巢功能衰退	E+P 周期	借卵 IVF-ET
下丘脑垂体	缺 E 和 P,但卵巢正常	E+P 周期	Gn 促排卵
精神因素	缺 P	P	自然或 CC 促排卵
PCOS	缺 P,但有高雄	P,口服避孕药	CC,Gn
高泌乳素血症	缺 P 或 E 和 P	溴隐亭	溴隐亭
绝经过渡期	缺 P	P	劝退

六、总结

闭经的病理生理基础为下丘脑 - 垂体 - 卵巢 - 子宫轴结构和功能的完整性受损。诊断要有正确的思路,需要在排除妊娠后先做孕激素撤退试验,其目的是检测内源性雌激素水平和生殖道的功能状态以决定诊断及后续的治疗,性激素水平测定结果则应是试验之后的辅助参考,可协助诊断。正确的诊断有赖于缜密的思考、辩证的思维、哲学的逻辑以及良好的沟通的能力。治疗原则主要强调"缺什么补什么",针对病因进行个体化治疗,围绕这个原则,措施主要包括病因治疗、激素补充治疗以及对适合怀孕的患者促生育治疗。

（郁　琦）

第五章 | 月经过多与月经过少

正常月经包括周期、经期、月经量和规律性四个基本要素。出血可以是有排卵的雌孕激素撤退性出血，也就是月经，也可以是雌激素波动造成的突破出血。由于普通人群甚至是医务工作者，在没有经过详细检查前，很难搞清目前的出血是哪种，因此将出血量的变化统称为月经过多与月经过少。这两种情况均属于异常子宫出血（AUB），这是妇科常见的症状和体征，指与正常月经的经期出血量不符的、源自子宫腔的异常出血。

月经过多与月经过少可以是有排卵异常或子宫结构性病变，也可以是有正常排卵且无结构性病变。在无排卵的人群中由于子宫内膜长期缺乏孕激素作用而发生突破性出血会导致月经过多。多囊卵巢综合征的患者，由于高雄激素抑制雌激素作用，雌激素一直处于低水平波动状态，且无排卵无孕激素作用，子宫内膜因雌激素不稳定而发生的突破性出血，此状态下也可表现为月经量过少。而本章节主要讨论的是有排卵性的月经过多或过少的诊断和处理。

第一节　月　经　过　多

【定义】

连续数个月经周期的月经出血量 >80ml，但月经间隔时间及出血时间皆规则,即可诊断为月经过多。月经过多可因存在结构性疾病而引起,也可是无结构性病变的异常子宫出血。发生月经过多首先需明确排除是否存在结构性病变。

【病因】

1. **结构性病变**　首先需除外是否存在子宫肌瘤,尤其是黏膜下子宫肌瘤、子宫腺肌症、子宫内膜异常增生、子宫内膜息肉、生殖器炎症、肿瘤等器质性病变;还需要除外是否存在其他内分泌方面的疾病,如甲状腺功能、肾上腺功能等;除外是否存在导致凝血功能异常的内科疾病,如血小板疾病、再生障碍性贫血、白血病、肝脏疾病等。

2. **子宫内膜性局部凝血和纤溶异常**　可能存在调节子宫内膜局部凝血功能(前列腺素失衡和纤溶系统亢进)的机制异常。

3. **医源性**　因其他疾病而服用抗凝药物,或采取宫内节育器避孕者均可能发生月经过多。

【诊断要点】

1. 详细询问病史,了解月经状况,初步排除是否存在有关器质性病变,此次月经过多是偶发事件,如发生于比赛、剧烈运动后,还是长期月经异常导致的月经过多。

2. 查血常规了解贫血程度,同时初步了解是否存在血液系统疾病。了解贫血程度对采取治疗措施十分关键。

3. 完成相关的妇科检查,了解宫颈及子宫状况,除外是否存在相关的器质性病变。注意出血来自宫颈糜烂面局部还是来自宫颈管内。

4. 实验室进行性激素（包括 hCG）、甲状腺功能、肾上腺功能等相关检测。

5. 影像学 B 超等检测，除外是否存在子宫肌瘤、尤其黏膜下肌瘤，子宫肌腺症、子宫内膜息肉等可能引起月经量多的疾病。

6. 基础体温的测定，用于有排卵功血的经间出血的判断，可了解出血是在卵泡期、排卵期或黄体期。

【诊断流程】

1. 规范查体，经阴道或经直肠行盆腔检查，排除阴道、子宫颈出血。

2. 进行性激素、甲状腺功能、凝血、血常规检查，了解激素状况及血红蛋白情况、除外血液系统疾病。

3. 询问是否使用 IUD 或性激素史，除外因医源性因素引起的出血。

4. 经性激素及 BBT 检查明确是否为无排卵性异常子宫出血。

5. 盆腔超声检查除外器质性病变，如子宫肌瘤、子宫腺肌症、子宫内膜病变等。

6. 怀疑有子宫内膜或其他器质性病变引起，必要时可进行分段诊刮、宫腔镜及腹腔镜检查及治疗。

【治疗原则】

1. **有结构性病变的月经过多** 去除病因治疗后就可缓解症状，达到治愈的目的。

2. **无结构性病变的月经过多** 一线治疗是药物

治疗,效果依次为:

（1）左炔诺孕酮 IUD,适合于近期无生育要求者。

（2）氨甲环酸,可应用于当激素治疗有禁忌或想尽快怀孕。

（3）复方口服避孕药(COC),是治疗未来有生育需求的月经过多女性一线治疗选择,研究表明周期性使用 COC 可以使女性月经血量减少 40%~50%。

（4）单独合成孕激素,每次月经周期第 5 天开始,共服用 20 天。

3. 其他辅助治疗　补血药补血治疗,缺铁性贫血患者必须给予铁剂;严重贫血者必要时需输血或新鲜血浆,以改善凝血。这种情况手术是受限的,被推荐的手术只有刮宫术,它的效果是随机的和暂时的。

4. 诊断性刮宫　如药物治疗无效,或因种种疾病或因素不能进行上述药物治疗,或怀疑有内膜病变者,在有性生活的前提下,可考虑诊断性刮宫止血,同时排除内膜病变等器质性疾病。

5. 如果无效　对于无生育要求者,可以考虑保守性手术,子宫内膜剥除技术(热球、微波、射频等),不推荐子宫切除作为一线治疗。所有病人,手术治疗必须清楚告知利弊风险后由患者决定。

第二节　月经过少

【定义】

月经过少是异常子宫出血的一种出血模式,月经周期基本正常,但经量明显减少,甚至点滴即净,每次

的月经量 <5ml 时,称为月经过少。

【病因】

1. 卵巢雌激素分泌不足,因卵巢功能减退而导致雌激素分泌不足。有些是卵巢功能衰竭的前兆,最终发展到绝经。

2. 下丘脑 - 垂体 - 卵巢轴功能异常,如长期的精神压抑、精神紧张或遭受重大精神刺激和心理创伤导致。因原发性神经内分泌轴功能失调引起在临床中也常见。

3. 长期营养不良,多见少女因减肥节食而导致体内脂肪含量过少,致使雌激素合成障碍而影响月经量,甚至发生闭经。另外,还有恶性肿瘤等消耗性疾病导致严重营养不良而发生月经过少。

4. 因重度炎症或特殊炎症如盆腔结核感染等引起子宫内膜损伤,导致内膜丧失生长修复能力,甚至发生宫腔粘连。

5. 因手术创伤导致子宫内膜损伤,甚至宫腔粘连,导致内膜对正常激素不反应。如多次人流手术、诊断性刮宫等宫腔手术操作导致子宫内膜损伤,部分或完全丧失生长修复能力。

【诊断要点】

1. **病史**　包括患者的年龄、月经史、婚育史、避孕措施。测身高、体重,计算体重指数,了解饮食、生活状况。是否进行过宫腔操作等可能引起月经过少的病史。排除内分泌疾病或凝血功能异常疾病病史,以及近期有无服用干扰排卵的药物或避孕药等。是否有情绪异常、多次刮宫史、结核病史等。

2. 体格检查　检查有无贫血、甲减、甲亢、多囊卵巢综合征及出血性疾病的阳性体征。妇科检查应排除阴道、宫颈及子宫病变。

3. 辅助检查　根据病史及临床表现常可作出月经过少的初步诊断。辅助检查的目的是排除器质性疾病。

（1）全血细胞计数：是否存在血小板异常等血液病。

（2）凝血功能检查：凝血酶原时间、部分促凝血酶原激酶时间、血小板计数、出凝血时间等，排除凝血功能障碍性疾病。

（3）尿妊娠试验或血 β-hCG 检测：除外妊娠。

（4）盆腔超声：了解子宫内膜厚度及回声，以明确有无宫腔占位病变及其他生殖道器质性病变等。

（5）基础体温测定（BBT）：用于有排卵功血的经间出血的判断，可了解出血是在卵泡期、排卵期或黄体期。

（6）激素水平测定：早卵泡期测定雌激素水平，了解卵巢功能状况，黄体中期测定雌激素及孕酮，可确定有无排卵及黄体功能，测定甲状腺素可迅速排除甲状腺功能异常，测定催乳素及其他内分泌激素水平以利于鉴别诊断。

（7）相关迹象时，进行结核菌素试验等，以排除结核病等感染性疾病的诊断。

（8）必要时，进行子宫输卵管造影术：排除是否有宫颈占位性病变，是否有宫腔粘连、子宫内膜结核的可能。

（9）在有相关迹象时，行诊断性刮宫或宫腔镜下刮宫:宫颈及宫腔探查,除外宫颈及宫腔粘连的可能,轻轻搔刮子宫内膜,取得内膜病理以除外子宫内膜结核的可能,诊断性刮宫或宫腔镜检查,以了解子宫内膜情况,是否存在宫腔粘连。

【治疗原则】

首先明确病因,明确患者是否有生育要求。根据病因及生育要求来选择治疗方案。

1. 经过全面检查证实卵巢功能、排卵及子宫内膜均无病变,也未发现其他相关的器质性病变患者,无需任何治疗,仅临床观察。必要时可尝试采用中药活血治疗。

2. 因营养不良等原因导致者,建议增加营养、增加体重等生活调理的治疗。

3. 如发现存在排卵障碍,无生育要求者应定期孕激素撤退治疗,有生育要求者帮助其促排卵治疗。

4. 因卵巢功能减退异常导致者,目前尚无能够改善卵巢功能的理想治疗方法。对于有生育要求者鼓励积极助孕治疗,无生育要求者无需药物治疗,仅临床观察即可。

5. 发现因结核导致者,应行抗结核治疗。

6. 如为宫颈或宫腔粘连,如果有生育要求,可尝试行宫腔镜手术,明确诊断,松解粘连,放置宫内节育器,大剂量雌激素治疗。如果没有生育要求,且没有粘连造成经血不畅等情况,可不处理。

7. 如无宫腔粘连,因宫腔操作引起子宫内膜受损,内膜过薄导致,目前也无确定有效的方法。首先明确是否有生育要求。无生育要求的患者仅需观察,无

PART2

需治疗,或可尝试中药活血治疗。如有生育要求,视内膜损伤程度,如仅轻度损伤,内膜最厚能够达到 6mm,可尝试受孕,告知患者流产风险增加。如内膜过薄,可尝试大剂量雌激素刺激内膜治疗,如可在雌激素刺激下使内膜生长,则有使内膜损伤好转的可能。

（王含必　陈　蓉）

第六章 | 经前期综合征

【概述】

经前期综合征(premenstrual syndrome,PMS)是指周期性出现在月经周期下半期的情感、躯体和行为障碍等的综合征,临床症状多种多样,并在月经开始时或之后很快消失。PMS 的严重类型称为经前焦虑症(premenstrual dysphoric disorders,PMDD)。

【临床表现】

经前综合征的女性症状很多,主诉超过 300 种,但主要可为情感症状、躯体症状和行为症状三大类。

1. **情感症状** 精神紧张、易怒、急躁、情绪波动和不能自制,也可抑郁、情绪淡漠、疲乏、困倦以及睡眠和性欲改变等。

2. **躯体症状** 头痛多为双侧性,但亦可单侧头痛,疼痛部位不固定,一般位于颞部或枕部,头痛症状于经前数天即出现,伴有恶心甚至呕吐,呈持续性或时发时愈。乳房肿胀及疼痛,以乳房外侧边缘及乳头部位为重,严重者疼痛可放射至腋窝及肩部。盆腔坠胀、腰骶部、背部疼痛。手足、眼睑的水肿,腹部胀满,少数患者体重明显增加。此外,还可出现便秘、低血糖等表现。

3. **行为改变** 注意力不集中、记忆力减退、判断力减弱,工作效率低。严重者有判断力受损、暴力发作,犯罪或自杀倾向。

【诊断】

主要依据为经前周期性出现的典型症状,出现于月经前 7~10 天,逐渐加重,至月经前 2 天左右最重,月经开始即刻或之后症状可很快消失。在月经周期的卵泡期没有症状,是诊断 PMS 的先决条件。诊断多不困难,最有效的诊断工具是月经日记,可以了解症状出现与月经的关系。PMDD 的诊断则需满足美国心理学协会(American Psychological Association,APA)推荐的标准(APA)精神障碍诊断和统计手册第 4 版的严格标准。本病应与其他在月经期症状加重的疾病相鉴别,如癫痫发作、偏头痛、围绝经期综合征、痛经、子宫内膜异位症等相鉴别,同时还需与其他间歇性发作的疾病鉴别,如间歇性抑郁症。还应除外心、肝和肾疾病引起的水肿。

【治疗】

PMS 的治疗主要是对症治疗,强调个体化原则。

1. **心理疏导**　精神安慰,适当增加体育锻炼等,可对相当一部分病人有效。

2. **饮食调节**　高碳水化合物低蛋白饮食、限盐限咖啡、补充维生素 E 以及维生素 B_6。

3. **药物治疗**

(1) 复合维生素、钙剂、镁剂:经 3 个周期钙剂的治疗可改善水潴留、嗜甜食和疼痛的症状。2 周期镁剂治疗可减轻经前水潴留。补充维生素可改善经前症状和抑郁。

（2）利尿药：每天或黄体期给予螺内酯可有效缓解躯体症状，如体重增加和水肿。

（3）止痛药：经前给予甲芬那酸可减轻疲劳、头痛和改善情绪；经前给予萘普生可缓解偏头痛。

（4）排卵抑制剂：①口服避孕药：可以抑制排卵，减少月经周期中激素的波动，主要用于改善躯体症状，如：头痛、乳房胀痛、腹痛等。新型含屈螺酮的口服避孕药（如：优思明）可能更有助于症状改善。②促性腺激素释放激素激动剂：通过降调节抑制垂体促性腺激素分泌，抑制排卵，缓解症状。但价格昂贵，其相关的低雌激素症状限制了它的长期应用，低剂量雌激素反向添加治疗可防止部分副作用。

（5）溴隐亭：溴隐亭对乳房疼痛有效。

（6）抗抑郁药：选择性5-羟色胺再摄取抑制剂，适用于保守治疗效果不理想的重度PMS和PMDD的患者。给药时间为月经开始前14天至月经来潮或经后停用，也可全月经周期连续服用，连续给药可能优于间断给药。常用药物有：氟西汀、帕罗西汀、舍曲林；

（7）抗焦虑药：适用于明显焦虑及易怒的患者。阿普唑仑，由于潜在的药物依赖性，通常作为选择性5-羟色胺再摄入抑制剂无效时的二线用药，于经前开始用至月经来潮2~3天。

（王含必　陈　蓉）

第七章 | 痛　经

【定义】

痛经主要指发生于月经期间的盆腔疼痛,主要分为原发性痛经和继发性痛经。其中原发性痛经是无器质性疾病的月经期疼痛,多从妇女初潮后不久就开始出现,痛经仅存在于排卵周期,通常发作于月经来潮前的几小时;继发性痛经的症状与原发性痛经相似,但常常进行性加重,并与疾病相关,常见的有子宫内膜异位症、子宫腺肌症、子宫肌瘤、内膜息肉等。此处重点讨论原发性痛经。

【发生机制】

1. 前列腺素 $F_{2\alpha}$ 在子宫内膜及经血中大量增加,直接使子宫痛觉神经更敏感。

2. 子宫肌层收缩活性在经期提高,肌层紧张度和收缩强度提高。强烈收缩时,供应内膜的血运减少,使其部分缺血,造成痛经时的疼痛。

3. 白三烯类　增加痛觉纤维的敏感性。

4. 孕酮下降　黄体萎缩来月经后,孕激素水平下降。

【诊断】

1. 病史

(1)无异常病史。

（2）痛经特点：原发性痛经通常在初潮后不久即开始，下腹部或盆腔疼痛通常在月经来前短时间内出现，在痛经开始后的 24 小时达峰值，1~2 天后缓解。

（3）可有伴随症状：头痛、恶心、呕吐、腹胀、腹泻、疲乏。

（4）一般不会进行性加重。

2. 妇科检查　原发性痛经的妇科检查三合诊及盆腔检查无异常发现。

3. 实验室检查　与鉴别诊断相关的检查：Ca125 检查阴性。

4. 影像学检查

（1）超声：排除异位妊娠、卵巢囊肿、子宫肌瘤、宫内节育器位置异常等。

（2）必要时 MRI：排除子宫畸形、子宫腺肌症等。

【鉴别诊断】

原发性痛经与继发性痛经的鉴别如下：

1. 原发性痛经

（1）发生于有排卵的月经周期。

（2）多数起病于初潮后的一年内。

（3）随月经来潮而出现疼痛，持续 1~2 天。

（4）性质为在下腹部持续性疼痛的基础上的波动性、痉挛性疼痛，放射至骶背部及大腿内侧。

（5）妇科检查及辅助检查无异常发现。

2. 继发性痛经

（1）疼痛程度常进行性加重。

（2）不一定随月经出现，有时始于黄体期并逐渐加重，至月经期达到高峰。

（3）妇科检查及辅助检查有异常发现：如发现子宫息肉、卵巢子宫内膜异位囊肿、后穹隆触痛结节、子宫肌瘤等。

3. 以下几种情况高度提示继发性痛经

（1）初潮的第 1~2 个周期内即出现的痛经，应警惕生殖道梗阻。

（2）25 岁以后开始出现的痛经。

（3）NSAIDs 类药物或（和）口服避孕药治疗无效的痛经。

（4）进行性加重的痛经。

【患病率】

1. 原发性痛经的发生率为 36.06%。

2. 原发性痛经的患者中 13.55% 严重影响工作，少女中的原发痛经占 76%。

3. 原发性痛经的发生率随年龄增长而下降，吸烟可增加原发性痛经的发生率。

【治疗】

痛经对学习、工作及社会活动的影响程度是确定是否需要治疗的决定因素。

1. NSAIDs 类药物

（1）一线治疗。

（2）规律应用，为避免对潜在妊娠的影响，应在来月经时开始用。

（3）主要不良反应：胃肠道不适，极少严重副作用。

（4）禁忌证：肾功不全，消化性溃疡，出血倾向等。

（5）药物：双氯芬酸、布洛芬、酮洛芬、甲氯芬酸、甲芬钠酸,萘普生。

2. 口服避孕药(OCs) 对原发痛经患者有一定的疗效。除了缓解痛经外,还具有其他益处,尤其适用于有避孕需求的患者。但对40岁以上、肥胖、吸烟女性需警惕血栓的风险。

3. 长效甲羟孕酮避孕针剂。

4. 曼月乐环 仅适用于有性生活且一段时间内无生育要求的育龄期女性。

5. 手术

(1)腹腔镜:NSAIDs类药物及口服避孕药治疗无效的痛经患者,合并其他有意义的临床症状、体征时可考虑进行腹腔镜检查,明确诊断并进行相应的处理。

(2)对于难治性痛经,骶前神经切除术(PSN)证据有限,应注意权衡利弊。

6. 其他治疗 证据有限,有待于进一步研究。

(1)针灸,推拿,中药。

(2)饮食:低脂素食、鱼油、各种维生素、镁。

(3)综合治疗。

（**王含必** **陈 蓉**）

第八章 | 多囊卵巢综合征

多囊卵巢综合征（polycystic ovarian syndrome，PCOS）是育龄期妇女最常见的内分泌代谢疾患，一般认为，在育龄期妇女中的发病率约 6%~10%，占无排卵性不孕患者的 30%~60%。但目前我国尚缺少全国性、大样本、多中心的研究结果，确切的发病率还不清楚。PCOS 是全身性神经 - 内分泌 - 代谢网络失调的异质性综合征，具有以下特点：

1. **异质性** 即临床表现、实验室检查和辅助检查差异很大：

（1）临床表现不同：包括闭经、多毛、肥胖、不孕等主要症状可能在不同的患者中发生情况不一样。同样是 PCOS，有些患者可以没有某些症状，而另一些则表现为极为突出的症状。

（2）实验室检查不同：雄激素和 LH/FSH 在不同患者中的水平非常不同，且与临床表现不相符，比如雄激素水平和多毛痤疮的相关性较低。

（3）辅助检查结果各异：作为标志性结果的卵巢多囊性改变在很多 PCOS 患者中并未检测到，但却可能存在于很多非 PCOS 的人群中。

2. **不能治愈** PCOS 是遗传性疾病，可能是由多个基因的异常造成，且发生机制不明，因此彻底治愈基本上是无可能的。所以 PCOS 需长期控制，控制好则与正常人无异。

3. 进行性发展　若不积极干预,患者病情可能会进行性发展,对患者的健康影响最大的就是长期低度高雄对代谢的影响,出现代谢综合征。糖代谢异常导致糖尿病,脂代谢异常导致心血管疾病,由于排卵障碍长期的无对抗雌激素刺激可能发展为子宫内膜癌,排卵障碍会造成不育。在这众多的问题中,代谢问题是需首要关心的问题。

一、病因

PCOS确切病因还不清楚,主要考虑以下两个方面:

(一)遗传因素

PCOS具有家族聚集倾向,被推测为是一种多基因病,目前候选基因研究涉及胰岛素作用相关基因、高雄激素相关基因和慢性炎症因子。但是到现在为止并未发现任何一个基因与PCOS有确切的关系。目前仅局限于基因多态性和各种蛋白炎症因子的研究,而且,这些蛋白水平的改变是PCOS的病因还是罹患PCOS后造成的结果,是无法明晰的,基因水平的研究目前难以突破。

(二)环境因素

宫内高雄激素、抗癫痫药物、地域、营养和生活方式等,可能是PCOS的危险因素、易患因素和高危因素。一项公认的环境因素是宫内环境因素,出生低体重儿在成年后更易发展成PCOS,出生低体重者更易发生脂肪堆积,低出生体重的人具有更高的PCOS易感性,但是具体原因并不明确。另外,由于似乎近年来PCOS的发病情况有上升趋势,因此各种环境污染物,包括二噁英、塑化剂和抗生素滥用,甚至雾霾,都被认为可能

PART2

和 PCOS 的发病有关,但都缺乏确凿的证据。

虽然研究众多,涉及方方面面,但到目前为止,还没有任何能有明确证据显示的病因,只能说 PCOS 是一个遗传和环境交互作用的疾病,具体的病因不清。

二、诊断标准的演变

由于 PCOS 病因不清,也给准确诊断带来了困难,PCOS 的诊断标准实际上是一直在变化的:

1. 1935 年,Stein 和 Leventhal 首次提出卵巢多囊性改变(PCO)、肥胖、多毛等这些症状(S-L 征)的描述性诊断。我们目前常用的,用来描述卵巢外观的主要词汇,比如包膜增厚、瓷白色和多囊样改变等,就是来自这两位前辈。

2. 1990 年,美国国立卫生研究院(NIH)提出了第一个成文的 PCOS 的诊断标准。标准包括慢性无排卵、临床高雄症或生化高雄激素血症并且除外其他已知病因。而由于 B 超是否有 PCO 改变备受争议,因此未将 PCO 纳入诊断标准。而符合这两条标准的是 PCOS,这一点至今一直是被广泛认可的,没有争议的,我们可以把满足这两条标准的 PCOS 叫作经典型 PCOS。

3. 随着时代发展,发现 NIH 诊断标准可能会遗漏部分人群,于是 2003 年在荷兰鹿特丹召开的欧洲生殖与胚胎学年会上重新把卵巢的多囊改变也纳入到诊断标准中,制定出三条标准:①稀发排卵或无排卵;②高雄激素的临床表现和(或)高雄激素血症;③超声表现为卵巢多囊改变(polycystic ovary,PCO),符合其中任意两条并排除其他致雄激素水平升高和月经稀发的病因即可诊断。鹿特丹标准提供了一个目前全球较为公认的 PCOS 诊断标准,囊括了最多的病人。

4. 鹿特丹标准实行一段时间后,对于按照纳入标准的只符合稀发排卵+PCO 的月经规律型或者只符合稀发排卵+PCO 的无高雄型的患者是否应诊断为 PCOS 存有争议,因此成立了专门针对 PCOS 的雄激素过多协会(androgen excess society, AES)。该协会在 2006 年推出的标准为经典型 PCOS(无排卵+高雄)和月经规律型 PCOS(高雄激素+PCO),但是去除了无高雄型 PCOS(无排卵+PCO)。

5. 此外,1990 年日本制定出标准:①月经异常;②LH 增高,FSH 值正常,LH/FSH 值上升;③超声见卵巢内 PCO 改变。此标准制定的背景是亚洲人高雄的症状没有欧美人突出,更加无法准确判断,因此去除了高雄的标准。而对于 LH/FSH 比值上升,虽然也比较普遍,但是存在不同体重和测定所用试剂盒的差异。很多 PCOS 患者促性腺激素分泌异常,肥胖可以改变患者促性腺激素的分泌,PCOS 患者 BMI 与 LH 脉冲振幅、24 小时 LH 浓度、LH/FSH 呈负相关(但是 BMI 不影响 LH 的分泌频率),也就是说与瘦的 PCOS 患者相比,肥胖 PCOS 患者 LH/FSH 并不高。造成这种表现的具体机制并不明确,现阶段认为可能是瘦素可能介导了 BMI 对 LH 的影响的机制:与正常妇女相比,PCOS 患者瘦素与 BMI 具有很高相关性。体外实验发现低浓度瘦素刺激 LH 分泌,而高浓度则抑制 LH 分泌。因此肥胖 PCOS 患者体内高水平的瘦素抑制了垂体 LH 的分泌。而且研究还发现肥胖 PCOS 妇女短期减重会导致瘦素水平的显著下降,以及伴随的 LH 振幅上升。但是确切机制还并不清楚。基于以上原因,LH/FSH 现今

PART2

不适用纳入诊断标准。

6. 2011 年，由原卫生部牵头，中国专家又制定了符合中国人特点的《多囊卵巢综合征诊断标准和治疗规范》，必需条件是稀发排卵或者无排卵的临床表现，同时符合下列两项中的一项或两项，即：①高雄激素的临床表现或高雄激素血症；②超声表现为 PCO，并排除其他可能引起高雄和排卵异常的疾病，才可确诊PCOS。

可以说，上面的各个诊断标准，都还只停留在共识的阶段，还不是真正意义上的标准。因为一个标准，应该根据高水平的循证医学证据来制定，但对于多囊卵巢综合征来说，连病因都没有搞清的情况下，诊断的循证医学证据当然无从谈起。而共识，顾名思义，就是共同的看法，共识的制定，主要取决于共识制定会议的参加者的构成。如前述的 AES 学会的共识，该学会从名称上看，就是由对雄激素非常感兴趣的专家组成的，因此，制定出了高雄症状或高雄激素血症为必要条件的共识也就是顺理成章的事了；中国由于传统的观念，对于生育后代的重视程度是无与伦比的，加之高雄症状在中国人中普遍轻于欧美人，因此专家受其影响，适应国情，将稀发排卵和无排卵视为必要条件也是可以理解的。

虽然显得很复杂混乱，但是我们在诊断多囊卵巢综合征的时候，不必陷入到上述纷乱的各种诊断标准之中去，在确切的病因还无从知晓的状况下，我们实际上要解决的主要不是诊断，而是要解决病人的问题。在上述各个标准中，其实无非就是高雄、排卵障碍和 PCO 的各种排列组合，其中最需要解决的，就是高雄和无排卵,PCOS 的各种严重后果,也都是这两个问题带来的,如果存在这两个问题中的任一个,都是必须解决的。把这两个问题解决了,患者到底是不是 PCOS 就不是那么重要了。而且,高雄和排卵障碍也就是我们所说的经典型 PCOS。在临床工作中抓住经典型 PCOS,解决患者的问题,方是我们做医师的本职。

三、临床表现及具体判断方法

前面已经说过,各种 PCOS 的诊断标准无非就是 PCO、高雄和排卵障碍的各种排列组合,我们又知道,对于患者来说,主要的需要解决的问题是高雄症状、月经失调、肥胖和排卵障碍性不育。那么,当面对一个疑似 PCOS 的患者的时候,为了诊断,就要明确是不是有排卵障碍、高雄和 PCO;为了解决病人的问题,就要明确月经问题的根源,肥胖的程度,高雄症状的严重性,以及不育的影响因素。当然,作为医师,我们还知道,这个病是无法根治的,而且 PCOS 具有患者尚无法体会到的远期危害:糖尿病、高血压、心脑血管疾病和内膜病变。这些都是应该在初次就诊时告诉病人的。

(一)月经稀发

是指闭经或者月经周期超过 35 天以上,本质即是稀发排卵或无排卵。需要注意的是,月经正常的人,也不一定是有排卵的,可以通过测定 BBT、B 超监测排卵或月经后半期孕酮测定判断有无排卵。在这些方法中,基础体温测定无疑是最简便易行的。在明确有排卵障碍后,还应该通过激素水平测定,排除月经稀发的其他原因(如高泌乳素血症、垂体瘤、卵巢早衰和低促性性腺功能减退等)。

PART2

（二）高雄

这一问题实际上包括三条：痤疮、多毛和血雄激素水平，三条中符合任意一条便可以诊断高雄。高雄的判断方法如下：

1. **痤疮**　学名慢性毛囊皮脂腺炎，又可称之为粉刺、青春痘。痤疮是由双氢睾酮（dihydrotestosterone，DHT）造成的，DHT 是睾酮通过 5α- 还原酶转化而来，其雄激素活性远高于睾酮。皮肤及其附属器官的任何与雄激素有关的表现，都是由 DHT 造成的。DHT 刺激皮脂腺分泌过盛导致皮脂腺中游离脂肪酸过高，亚油酸过低，痤疮丙酸菌生长繁殖，便形成痤疮。中国人实际上痤疮等高雄的症状远轻于欧美人，因此作为中国的标准无法套用国际上通用的痤疮评分标准，在中国的标准中痤疮的判断依据是：面部、前胸和后背等处连续 3 个月以上出现 3 个或 3 个以上的痤疮。

2. **多毛**　由于上述同样的原因，国际上通用的多毛判断指标在中国人身上并不适用，因此在中国的指南中多毛主要是指性毛（粗硬的长毛）的增多，指对性激素有反应的（面部、下腹部、大腿前部、胸部乳房耻骨处等）部位毛发的增多，简单可以理解为凡是男性有毛发生长而女性应该没有毛发生长的部位，出现了毛发生长，即为多毛。

3. **血雄激素水平**　抽血测总睾酮水平也是判别高雄的方法之一，但是总睾酮中 95% 以上是与性激素结核球蛋白或白蛋白（sex hormone binding globulin，SHBG）结合，而游离状态的睾酮才是有生理作用的睾酮。但是游离睾酮的测定工序非常复杂，临床难以应用，因此能测定的各项雄激素水平与高雄体征的符合

率不高。游离睾酮指数（FAI 就是总睾酮 /SHBG 浓度
×100）由于考虑到了 SHBG，相对准确一些，但由于
SHBG 也与其他性激素结合，部分雄激素还和白蛋白结
合，而白蛋白又与多种物质结合，且波动很大，因此还
是不能反映雄激素的真正活性，最终高雄的判断还主
要应当依赖于高雄体征。

（三）PCO

PCO 是超声检查对卵巢形态的一种描述，是指一
侧或者双侧卵巢里面有 12 个以上 2~9mm 的卵泡，和
（或）卵巢体积≥10cm³[卵巢体积按 0.5× 长径（cm）×
横径（cm）× 前后径（cm）计算]。这里与以前的判断
有所差异的是卵泡数量以整体卵巢中的总数为准，不
再强调一个切面中有多少卵泡，而且单侧 PCO 也算。

除了上述事关诊断的三个问题需要判断外，在诊
断 PCOS 后，其实更重要的是判断疾病的程度，辅助检
查与化验的主要目的并不是用来诊断 PCOS，而是靠它
们评估 PCOS 严重程度、以指导进一步用药以及能否
怀孕。判断 PCOS 严重程度的三个标准就是依据是否
有肥胖、胰岛素抵抗以及代谢综合征的存在。根据综
合判断来区分 PCOS 各种亚型，以指导处理，判断预后，
制定长期的治疗策略。

1. **肥胖**　目前常用的判断方式是体重指数
（BMI≥23 即为超重）、体脂含量。中心性肥胖是以腰围
的绝对值作为标准：男性≥85cm，女性≥80cm，或者臀
围比（腰围 cm/ 臀围 cm，WHR）：男性≥0.9，女性≥0.8。

在这里指出容易混淆的一点：神经性厌食、体重过
低（BMI<18.5）等中枢性闭经的患者卵巢也是有 PCO
改变的，再加上闭经，看起来已经符合 PCOS 的诊断，

但是这部分人是垂体下丘脑的疾病,并不是 PCOS,由此也可以看出肥胖是重要的一个判断标准。

2. 胰岛素抵抗(insulin resistence,IR) 这是一个内分泌科的检查指标,但即使是内分泌科,目前也无简便易行的判断方法,但这又是对 PCOS 患者的主要危害,因此应予以重视。

(1)胰岛素钳夹试验是判断金标准,但是由于步骤复杂无法临床应用。

(2)稳态模型评估 - 胰岛素抵抗指数(HOMA-IR)和 QUICKI 指数比较常用,但是仅适用于流行病学调查,对于个体的判断意义不大。公式分别为:

稳态模型评估 - 胰岛素抵抗指数(HOMA-IR):

$$HOMA\ IR=(FastIns \times FastGlu)/22.5$$

其中:FastIns= 空腹胰岛素(mIU/L);FastGlu= 空腹血糖(mmol/L)

QUICKI 指数:

$$1/logFastIns+logFastGlu$$

其中:FastIns= 空腹胰岛素(mIU/L);FastGlu= 空腹血糖(mg/dl)

(3)空腹胰岛素水平和胰岛素释放试验:如果空腹胰岛素水平高于正常值,可判断为 IR;胰岛素释放试验中峰值的提前或者推后,峰值与基础值相比在 10 倍以上,也可初步判断为 IR。

3. 代谢综合征 首先要存在中心性肥胖,另外还有"三高一低"(高血脂、高血压、高血糖和高密度脂蛋白的降低)中任意两项,就可以诊断代谢综合征;

三高一低的判断:①TG 升高(>1.7mmol/L,>150mg/dl),或已接受针对此脂质异常的特殊治疗;② HDL-C

降低（男 <1.03mmol/L 或 40mg/dl，女 <1.29mmol/L 或 50mg/dl）或已接受针对此脂质异常的特殊治疗；③血压增高（收缩压≥130mmHg 或舒张压≥85mmHg），或已经被确诊为高血压接受治疗者；④空腹血糖增高 [FPG≥5.6mmol/L（100mg/dl）]，或已经被确诊为糖尿病。如果空腹血糖≥5.6mmol/L，强烈推荐口服葡萄糖耐量试验，但是口服葡萄糖耐量试验并非为诊断代谢综合征所必需。

4. **不育** 凡同居、有正常性生活，未避孕，1 年未孕称为不育。PCOS 引起的不育是无排卵性不育。需要首先让患者丈夫进行精液检查以排除男方因素造成的不育，之后进行促排卵治疗，如果多次正常排卵还没有怀孕再进行输卵管检查。

四、鉴别诊断要点

按照鹿特丹 PCOS 标准，PCOS 可分为经典型的 PCOS 患者（排卵障碍 + 高雄激素，有或无 PCO 征）、排卵 PCOS（只有高雄激素 +PCO 征）和无高雄激素 PCOS（只有排卵障碍和 PCO 征）。经典型 PCOS 患者代谢障碍表现较重，排卵型和无高雄激素 PCOS 则较轻，临床最常见的为经典型 PCOS 患者。

PCOS 的各个诊断标准均非 PCOS 所独有，因此在初步诊断后，需要排除造成这些症状的其他疾病。排除标准是诊断 PCOS 的必要条件，如催乳素水平明显升高，应排除垂体瘤；如存在稀发排卵或无排卵，应测定卵泡刺激素（FSH）和雌二醇水平，排除卵巢早衰和中枢性闭经等；测定甲状腺功能，以排除由于甲状腺功能减退所致的月经稀发；如出现高雄激素血症或明显

PART2

的雄激素水平升高的临床表现,应排除非典型性肾上腺皮质增生(NCAH)、库欣综合征、分泌雄激素的卵巢肿瘤、药物性高雄激素症、特发型多毛等。

五、青春期 PCOS 的诊治要点

PCOS 是生育年龄妇女常见的内分泌疾病,常常在青春期即出现症状,但是至今尚未见到国际权威性的青春期 PCOS 诊断标准的发布,因为青春期女孩的下丘脑 - 垂体 - 卵巢轴还处在发育中,是一个动态的变化过程。现如今的 PCOS 诊断标准都是针对成人而制定的,再加上青春期所表现出来的生理特点(比如月经稀发,痤疮)与 PCOS 的诊断标准有交叉,将针对成年人的 PCOS 诊断标准套用于青春期女性,势必造成过度诊断。因此建议对青春期女性暂不进行 PCOS 诊断,但是不诊断并不意味着不治疗,对青春期 PCOS 治疗主要原则是对症施治。

对于可疑诊断为 PCOS 的青春期女性的干预主要依据临床症状及体征进行,如月经紊乱的治疗、高雄及肥胖的治疗等。针对高雄导致的痤疮和多毛,可以应用含有降低雄激素作用的复方口服避孕药来治疗;月经紊乱可用天然孕激素制剂定期撤药性出血或者口服避孕药来治疗;对青春期有 PCOS 高风险倾向的女孩,推荐治疗方法是适当减轻体重和调整生活方式。总之,对于青春期出现的这些症状可以去治疗,但是不要轻易诊断,解决患者主要问题即可。

六、治疗原则和管理目标

疾病治疗的关键是解决患者的问题,对于一种无法达到根治的疾病来说,实际上不存在治疗方法,也就是说,我们目前采取的任何所谓治疗 PCOS 的方法,都不是治疗 PCOS 的,而是为了控制 PCOS 所带来的问题。在治疗中要根据患者不同年龄和需求决定临床处理策略,治疗前需向 PCOS 患者灌输两点意识:

1. PCOS 病因不明,是一个无法治愈的疾病。

明确这一点,使病人不再徒劳地浪费时间和金钱,受骗上当,寻求并不存在的根治方法,同时介绍远期并发症,告知需要坚持长期治疗的重要性。

2. 强调健康生活方式及减肥保持正常体重的重要性。

临床常见的患者基本都是经典型 PCOS。对于不典型的 PCOS 其实不必过于纠结诊断,治疗才是关键,应当着眼于解决患者实际问题。面对一个 PCOS 患者,主要需要解决的问题有以下四个:①代谢问题:这是 PCOS 病人最需要亟待解决的问题。②高雄和高雄的症状:长时间基础雄激素水平的升高会带来代谢的问题。雄激素对于体重和脂肪分布是一把双刃剑,适量的雄激素可以促进合成代谢,但如果雄激素长期过高,就会造成脂肪在腹部与内脏的堆积,所以必须要维持在一个合理的水平。③月经不调:排卵障碍导致月经不调。④不育:排卵障碍导致不育。

临床处理应该根据患者主诉、治疗需求以及代谢改变,采取个体化的对症治疗措施,最终以求达到缓解临床症状、满足生育要求、维护身体健康以及提高生活质量的管理目标。

PART2

七、具体综合管理策略

基础治疗是进行生活方式调整,即"饮食控制+运动+行为矫正"的综合疗法。在此基础之上,再进行药物治疗:调整月经,减肥和减轻 IR,减轻高雄症状以及治疗不育。

(一)调整月经周期,防止子宫内膜增生

适用于青春期、育龄期无生育要求,因排卵障碍引起月经紊乱的患者。两种基本方法为定期孕激素撤退出血和低剂量短效口服避孕药。

1. 调整月经 一般用孕激素周期性治疗,优点是对卵巢轴功能不抑制或抑制较轻,更适合于青春期患者;其次就是对代谢影响小。缺点是无降雄激素、治疗多毛及避孕的作用。若长期用药,每周期应至少用药 10 天。

具体制剂(每个月):甲羟孕酮 4~6mg/d×10~14天;微粒化黄体酮 200mg/d×10~14 天;地屈孕酮 10~20mg/d×10~14 天。

2. 口服避孕药 适用于有高雄症状或有避孕要求的患者,可以调整月经周期,预防子宫内膜增生,还可以减轻高雄症状。需要注意的是,必要时可与胰岛素增敏剂联合使用;使用之前排除使用 OC 的禁忌证;有青春期重度肥胖,糖耐量严重受损的患者长期口服某些避孕药有可能加重糖耐量损害程度。具体制剂:炔雌醇/去氧孕烯、炔雌醇/环丙孕酮、炔雌醇/屈螺酮,均为服用 21 天停药 7 天,再服用 21 天。

(二)缓解高雄症状

有中重度痤疮或性毛过多,要求治疗的患者可到皮肤科就诊,采取相关的局部治疗或物理治疗。也可

在妇产科进行初步的抗雄激素治疗,常用的药物为短效口服避孕药。口服避孕药通过高效孕激素抑制下丘脑 - 垂体 LH 分泌,进而抑制卵泡膜细胞高水平雄激素的生成。各类避孕药物的抗雄作用相差不大,炔雌醇 / 醋酸环丙孕酮由于能够占领雄激素受体,在抑制垂体之前就可达到抗雄的作用,因此是抗雄作用最快的药物。屈螺酮也有一定的占领雄激素受体的作用,但比醋酸环丙孕酮弱,因此抗雄作用稍慢。

（三）提高胰岛素敏感性

提高胰岛素敏感性,治疗代谢综合征:

1. 肥胖、胰岛素抵抗的基础治疗仍需要生活方式的调整。

2. 药物治疗可采用二甲双胍,适用于 PCOS 伴 IR 的患者;PCOS 不育、耐 CC 患者促性腺激素促排卵前的治疗。二甲双胍可造成轻微短暂的胃肠道症状(10%~25%),不会造成肝功损害、不增加胎儿畸形率,也不会造成低血糖,其严重副作用是乳酸酸中毒,但非常罕见(3/10 万人)。

（四）促进生育

在促生育治疗之前,一定要排除其他的健康和生育问题,强调改善生活方式的重要性,特别是控制体重,也是为了避免孕期各类并发症,因此必须将患者肥胖的代谢问题纠正之后才可以指导怀孕。医师不是送子观音,不能无原则地施治,采取医疗措施不能只考虑解决当下问题,要有长足的眼光。

然后按照以下三个层次来促进生育:口服促排卵药(枸橼酸氯米芬 CC 或芳香化酶抑制剂来曲唑);注射促排卵药或手术治疗;体外受精与胚胎移植技术。

PART2

1. **口服促排卵药物** 枸橼酸氯米芬,从自然月经或撤退出血的第 3~5 天开始,50~150mg/d,共 5 天。疗效判断可测试和记录 BBT。但是 CC 有弱的抗刺激素作用可导致宫颈黏液分泌减少,影响精子通过,还可能使子宫内膜发育不良而影响受孕,可于 CC 用完后适量加用戊酸雌二醇等天然雌激素。来曲唑,从自然月经或撤退出血的第 3~5 天开始,2.5~7.5mg/d,共 5 天。优势是对子宫内膜的生长及宫颈黏液无明显影响,妊娠率高于 CC。

2. **促性腺激素** 如果口服促排卵药物失败,就需要应用促性腺激素促排卵。通常采用小剂量递增的方法,而少采用高剂量递减的方法(试管婴儿则多用高剂量递减的方法)。使用促性腺激素的并发症有多胎妊娠和卵巢过度刺激(OHSS),因此在使用期间需要反复超声和雌激素监测,以防止发生 OHSS,尤其是 PCOS 患者本身的特点更易发生 OHSS,需要谨慎。

3. **体外受精与胚胎移植技术**(IVF-ET) 以上措施均失败,则需要实施 IVF,理论上对于单纯 PCOS 导致的无排卵型不孕症患者,无需行 IVF,对于合并其他不孕因素(内异症、输卵管阻塞、男性因素不育等)的患者适用 IVF。PCOS 行 IVF 时常采用的促排卵方案有超长方案、双压方案或者拮抗剂方案,无论何种方案,主要目的就是通过充分抑制卵巢来减少基础卵泡的数量,让基础卵泡同步变为均匀大小之后,再开始促排卵,这是一个基本原则。

需要强调的一点是:体重控制是 PCOS 促排卵的优先步骤,减轻体重是 PCOS 伴肥胖患者的第一位的治疗,理想的体重减轻至少要达到 10%。这是因为:

①肥胖除了伴发其他风险（如冠心病和 DM），还会影响卵母细胞的质量和妊娠结局；②促排卵过程中发生的 CC 抵抗，多归因于游离睾酮的升高、高胰岛素血症、糖耐量异常以及肥胖，而体重得以控制后就可以较好改善卵巢反应和排卵；③临床还要注意，体重正常妇女的腹型肥胖是高雄造成的，高雄会造成脂肪在中段也就是腹部和内脏的堆积。

八、总结

PCOS 是一种影响女性一生的内分泌和代谢紊乱，具有很高的异质性，病因机制复杂，环境和遗传交互作用；PCOS 的诊断标准在国际上存在较大争议，国内的 PCOS 诊断标准强调月经异常作为首要依据，并进行诊断分型；青春期 PCOS 的诊断和治疗需要谨慎，防止过度和不当；对 PCOS 的治疗要本着举重若轻、面向实用的原则，首要进行生活方式的改善和体重控制，有生育要求者继而三层次促排卵治疗流程；安全、防止多胎和 OHSS 的促排卵方案是未来发展的趋势，需要制定规范严格控制促排卵的并发症。

（郁　琦）

PART2

第九章 | 高泌乳素血症

【定义】

各种原因引起外周血清泌乳素（prolactin, PRL）水平持续高于正常值的状态称为高泌乳素血症。正常育龄妇女 PRL 水平≤30ng/ml。

【病因】

引起血清泌乳素升高的原因可归纳为生理性、药理性、病理性和特发性四类。

1. 生理性高泌乳素血症　很多生理因素会影响血清 PRL 水平，血清 PRL 水平在不同的生理时期有所改变，甚至是每天每小时都会有所变化。比较明显的是泌乳素有昼夜节律，夜间会升高，白天会下降，上午10:30 左右降到最低点。这也是我们有时需要复查泌乳素在这个时间点抽血的原因。

泌乳素是一种应激激素，在应激状态下血清泌乳素会有所升高，比如体力运动、精神创伤、低血糖、性交等。血清泌乳素在月经周期中会有轻度变化，卵泡晚期和黄体期会有所升高，但一般在正常值范围内。在妊娠期间，泌乳素的水平呈逐步升高趋势，至分娩时达高峰，但升高的幅度因人而异。其升高原因与孕期的高雌激素水平有关。

这些生理性因素均可导致 PRL 水平暂时性升高，

但升高幅度不会太大,持续时间不会太长,也不会引起有关病理症状。

2. 药物性高泌乳素血症　许多药物可引起高PRL血症,这些药物大多数是由于拮抗下丘脑PRL释放抑制因子(PIF,多巴胺是典型的内源性PIF)或增强兴奋PRL释放因子(PRF)而引起的,少数药物可能对PRL细胞也有直接影响。

常会引起泌乳素升高的药物有:多巴胺受体拮抗剂、含雌激素的口服避孕药、某些抗高血压药、阿片制剂及H_2受体阻滞剂等、抗抑郁、抗精神病类药物。药物引起的高PRl血症多数血清PRL水平在100μg/L以下,但也有报道长期服用一些药物使血清PRL水平升高达500μg/L,而引起大量泌乳、闭经。目前可知的常用药物中使得泌乳素升高最显著的药为氯丙嗪和甲氧氯普胺(胃复安),25mg氯丙嗪可使正常人血清催乳素水平增加5~7倍,长期应用甲氧氯普胺治疗时,催乳素水平可升高15倍以上。

3. 病理性高泌乳素血症　常见的导致高PRL血症的病理原因有:

(1)中枢性原因

1)下丘脑PIF不足:常见于下丘脑病变,如结核、梅毒、放线菌病、外伤、手术、动-静脉畸形、帕金森病、精神创伤等。

2)下丘脑PIF下达至垂体的通路受阻(垂体柄效应):常见于垂体柄病变,如颅咽管瘤、类肉瘤样病、神经胶质细胞瘤、空泡蝶鞍综合征等。

3)垂体性病变:自主性高功能的PRL分泌细胞单克隆株,见于垂体PRL腺瘤、GH腺瘤、ACTH腺瘤等。

（2）外周性疾病

1）原发性和（或）继发性甲状腺功能减退，如假性甲状旁腺功能减退、桥本甲状腺炎。

2）肝硬化、肝性脑病时，假神经递质形成，拮抗PIF作用。

3）慢性肾衰竭时，PRL在肾脏降解异常。

（3）其他

1）异位PRL分泌。

2）传入神经刺激增强可加强PRF作用，见于各类胸壁炎症性疾病如乳头炎、皲裂、胸壁外伤、带状疱疹、结核、创伤性及肿瘤性疾病等。

4. 特发性高泌乳素血症　临床上当无病因可循时，长期观察可恢复正常。可诊断为特发性高PRL血症。主要见于以下三种情况：

（1）无临床症状且PRL轻度升高，多因患者的下丘脑-垂体功能紊乱从而导致PRL分泌增加引起。

（2）无临床症状且血清PRL水平明显升高的部分患者可能是巨分子PRL血症（大大分子血症），这种巨分子PRL有免疫活性而无生物活性，所以无临床症状。

（3）部分伴月经紊乱而PRL高于100μg/L者，需警惕潜隐性垂体微腺瘤的可能，应密切随访。

【诊断】

高PRL血症的诊断包括确定存在高PRL血症和确定病因。

1. 确诊存在高泌乳素血症

（1）临床表现：女性常见的临床表现月经改变和不孕不育；溢乳；第二性征减退等。另外可能会有头痛、视野缺损等垂体前叶腺瘤的压迫症状。

（2）血清 PRL 升高：女性患者通常在月经第 2~4 天空腹抽血查性激素，其中包括泌乳素。如果发现有泌乳素升高，为避免应激及昼夜节律问题，可在安静清醒状态下、上午 10~11 时再次取血测定。当 PRL 测定结果在正常上限 3 倍以下时至少检测 2 次，以确定有无高 PRL 血症。

（3）有两种特殊的情况（临床表现和血 PRL 水平不一致）需要注意：某些患者血清 PRL 水平升高，但没有相关临床症状或者症状不能解释升高程度，需考虑的是可能存在巨分子 PRL。另外有个别患者有典型高 PRL 血症和垂体腺瘤表现，而实验室测定值却很低或正常，可能因为 PRL 水平太高造成 HOOK 现象。这种情况需要用倍比稀释的方法重复测定患者血清 PRL 水平。

2. 高泌乳素血症的病因诊断 需要通过详细询问病史、相应的实验室检查、影像学检查等排除生理性或者药物性因素导致的 PRL 水平升高，明确是否存在病理性原因。其中最常见的病因为垂体 PRL 腺瘤。

（1）病史采集：需要针对性地从高 PRL 血症的生理性、病理性和药理性原因（具体见前）这三方面了解病人相关的病史。应询问病人的月经史、分娩史、手术史和既往病史，有无服用相关药物史，采血时有无应激状态（如运动、性交、精神情绪波动）等。

（2）其他实验室检查：包括妊娠试验、垂体及其靶腺功能、肾功能和肝功能等，根据病史选择进行。

（3）影像学检查：经上述检查，证实为轻度高 PRL 而没找到明确病因或血 PRL>100ng/ml 均应行鞍区影像学检查 MRI 检查,必要时行 CT 检查,以排除或确定是否存在压迫垂体柄或分泌 PRL 的颅内肿瘤及空蝶鞍综合征等。

【治疗】

1. 一般治疗 高 PRL 血症的治疗目标是控制高 PRL 血症、恢复女性正常月经和排卵功能或恢复男性性功能、减少乳汁分泌及改善其他症状。在确定高 PRL 血症后,首先要决定是否需要治疗。垂体 PRL 大腺瘤及伴有闭经、泌乳、不孕不育、头痛等表现的微腺瘤都需要治疗;仅有血 PRL 水平增高而无以上表现,可随诊观察。

其次是决定治疗方案,通常包括药物治疗、手术治疗(垂体瘤患者)、放疗等。垂体 PRL 腺瘤不论是微腺瘤还是大腺瘤,都可以首选多巴胺激动剂治疗;对于药物治疗无效,不能耐受药物不良反应及拒绝接受药物治疗的患者可以选择手术治疗。

对于治疗方法的选择,医师应该根据患者自身情况,如年龄、生育状况和要求,在充分告知患者各种治疗方法的优势和不足的情况下,充分尊重患者的意见,帮助患者作出适当的选择。

(1)药物治疗:溴隐亭是第一个在临床应用的多巴胺激动剂。为了减少药物不良反应,溴隐亭治疗从小剂量开始渐次增加,即从睡前 1.25mg 开始,递增到需要的治疗剂量。如果反应不大,可在几天内增加到治疗量。常用剂量为每天 2.5~10mg,分 2~3 次服用,大多数病例每天 5~7.5mg 已显效。剂量的调整依据是血 PRL 水平。达到疗效后可分次减量到维持量,通常每

PART2

天 1.25~2.5mg。溴隐亭治疗可以使 70%~90% 的患者获得较好疗效。

一般我们可在用药 3~6 个月后复查 PRL,如果水平较低,可酌情减量,一般可减掉 1/3 或 1/2 的剂量,以后每 3~6 个月逐渐减量,至减量到 1/2 片后,维持 1~2 年后停药。应注意的是溴隐亭只是使垂体 PRL 腺瘤可逆性缩小、抑制肿瘤细胞生长,长期治疗后肿瘤出现纤维化。但停止治疗后垂体 PRL 腺瘤会恢复生长、导致高 PRL 血症再现,因此可能需要长期治疗。

溴隐亭的不良反应主要是恶心、呕吐、头晕、头痛、便秘,多数病例短期内消失。口服反应大,也可以阴道用药。

约 10% 的患者对溴隐亭不敏感、疗效不满意,或有严重头痛、头晕、胃肠反应、便秘等持久不消失、不能耐受治疗剂量的溴隐亭,可更换其他药物或手术治疗。

(2)其他药物

1)卡麦角林:卡麦角林是具有高度选择性的多巴胺 D2 受体激动剂,是溴隐亭的换代药物,抑制 PRL 的作用更强大而不良反应相对减少,作用时间更长。对溴隐亭抵抗(每天 15mg 溴隐亭效果不满意)或不耐受溴隐亭治疗的 PRL 腺瘤患者改用这些新型多巴胺激动剂仍有 50% 以上有效。卡麦角林每周只需服用 1~2 次,常用剂量 0.5~2.0mg/ 次,患者顺应性较溴隐亭更好。

2)克瑞帕:克瑞帕,又名甲磺酸 -α- 二氧麦角隐亭片,具有高度选择性的多巴胺 D2 受体激动剂,不良反应相对较少。起始剂量:5mg/ 次,每天 2 次。维持剂量:10~20mg/ 次,每天 2 次。

2. 女性高 PRL 患者的助孕治疗　对于有生育要

PART2

求的微腺瘤患者随时可以备孕。如果为垂体大腺瘤患者,需要先采用药物或手术治疗的方式减瘤后方可允许妊娠,最大限度减少孕期中肿瘤复发问题。一般情况下,当应用药物治疗,使得 PRL 水平大致正常时,80% 可出现规律的月经,70%~80% 可恢复排卵而怀孕。应用溴隐亭主要是恢复了妇科内分泌轴的正常功能。

（1）药物治疗 PRL 正常后仍无排卵者采用氯米芬促排卵　高 PRL 妇女采用多巴胺激动剂治疗后,90%以上血 PRL 水平可降至正常、恢复排卵。若 PRL 水平下降而排卵仍未恢复者可联合诱发排卵药物促排卵,如氯米芬。CC 促排卵只适用于下丘脑 - 垂体轴有一定功能的患者,如果垂体大腺瘤或手术破坏垂体组织较严重,垂体功能受损则 CC 促排卵无效。

（2）术后低促性腺激素者采用促性激素促排卵　CC 促排卵无效时或垂体腺瘤术后腺垂体组织遭破坏、功能受损而导致低促性腺激素性闭经的患者,可用外源性人促性腺激素促排卵。

3. 高 PRL 患者的妊娠相关处理　基本的原则是将胎儿对药物的暴露限制在尽可能少的时间内。

未治疗者,PRL 微腺瘤患者怀孕后约 5% 的患者会发生视交叉压迫,而大腺瘤患者怀孕后出现这种危险的可能性达 25% 以上。

在妊娠前有微腺瘤的患者应在明确妊娠后停用溴隐亭,因为肿瘤增大的风险较小。停药后应定期检查。正常人怀孕后 PRL 水平可以升高 10 倍左右,患者血 PRL 水平显著超过治疗前的 PRL 水平时要密切监测血 PRL 及增加视野检查频度。一旦发现视野缺损或海绵窦综合征,立即加用溴隐亭可望在1周内改善缓解。若不见好转,应考虑手术治疗。

垂体大腺瘤患者孕期通常需要持续服用溴隐亭。所有患垂体 PRL 腺瘤的妊娠患者,在妊娠期需要每2个月评估一次。妊娠期间肿瘤再次增大者给予溴隐亭仍能抑制肿瘤生长,但整个孕期须持续用药直至分娩。药物对母亲和胎儿的影响可能比手术小。药物治疗需要严密的监测。对溴隐亭没有反应及视力视野进行性恶化时应该经蝶鞍手术治疗并尽早终止妊娠(妊娠接近足月时)。

高 PRL 血症、垂体 PRL 腺瘤妇女应用溴隐亭治疗,怀孕后自发流产、胎死宫内、胎儿畸形等发生率在14%左右,与正常妇女妊娠的产科异常相近。

没有证据支持哺乳会刺激肿瘤生长。对于有哺乳意愿的妇女,除非妊娠诱导的肿瘤生长需要治疗,一般要到患者想结束哺乳时再使用 DA 激动剂。

产后未哺乳,PRL 大多在产后6~12周恢复正常。如果不哺乳,产后3个月复查 PRL;如果哺乳,在停止哺乳后复查 PRL,以便评估是否再继续使用药物治疗。产后相当一部分高 PRL 患者病情会好转,可以不必再用药物治疗。

（甄璟然　邓成艳）

第十章 | 青春期启动异常

第一节 青春期的生理

1. 下丘脑-垂体-卵巢轴的发育 正常的女性青春期发育需要下丘脑-垂体-性腺轴的精密调控。女孩青春期发育的外在表现是生长加速并出现第二性征。

乳房发育及阴毛发育分期见表 10-1。

表 10-1 乳房发育及阴毛发育分期

分期	乳房	阴毛
Ⅰ期(青春前期)	仅有乳头突出	无阴毛
Ⅱ期	乳腺萌出期:乳房和乳头呈小丘隆起,乳晕直径增大。平均年龄9.8岁	阴毛稀少,长,有色素的毛发主要出现在大阴唇。平均年龄10.5岁
Ⅲ期	乳房、乳头和乳晕进一步增大;乳房乳晕无分离。平均年龄11.2岁	阴毛增粗,色加深,开始卷曲,范围蔓延至阴阜。平均年龄11.4岁
Ⅳ期	乳晕和乳头高出乳房形成第二小丘。平均年龄12.1岁	阴毛成年型,阴毛丰富;但范围较小。平均年龄12.0岁
Ⅴ期	乳晕小丘退缩与乳头平;乳房呈一个丘。平均年龄14.6岁	阴毛量及分布呈成年型。平均年龄13.7岁

PART2

2. 青春期启动的年龄　通常认为 8 岁前乳房发育是性早熟的表现,但是青春期启动的年龄标准一直存在争议。在 Tanner 的研究中,大多数女孩在月经初潮时,乳房和阴毛的发育已经达到 4 期。从乳房发育到月经初潮的时间平均为 (2.3 ± 0.1) 年,范围是 0.5~5.75 年。

第二节　性　早　熟

【定义及分类】

提前出现的性征与性别一致称为同性性早熟,与性别不一致时称为异性性早熟。

女性同性性早熟,目前临床上应用的诊断标准是:女性 8 岁前乳房发育与 10 岁前月经来潮。

根据病因,性早熟主要分为三类:促性腺激素依赖性性早熟(中枢性性早熟)、非促性腺激素依赖性性早熟(外周性性早熟)、不完全性早熟(又称部分性早熟)。

【病因】

1. 中枢性性早熟(真性性早熟、促性腺激素依赖性性早熟)　中枢性性早熟的患儿体内发生的激素变化过程实际上是妇科内分泌轴提前启动引起。

特发性——无器质性疾病,称为特发性中枢性性早熟。约有 80% 的女性性早熟患者属于特发性中枢性性早熟。

(1)大脑病变:中枢神经系统病变包括:出生缺陷;脑肿瘤;感染 / 炎症;头部创伤,放射损伤等。

PART2

（2）基因异常。

（3）综合征：结节性硬化；多发性神经纤维瘤。

（4）早期暴露于大量性激素：通过任何途径（内源性或外源性）接触性激素时间过长都能引发真性性早熟。

2. 外周性（假性性早熟、非促性腺激素依赖性）性早熟

（1）卵巢肿瘤：颗粒细胞瘤是引起性早熟最常见的卵巢肿瘤，约占 60%。

（2）卵巢囊肿：特发性的或 McCune-Albright 综合征。

（3）肾上腺疾病。

（4）原发性甲状腺功能减退。

（5）医源性疾病。

3. 不完全性早熟（又称部分性早熟） 不完全性早熟包括乳房早熟、阴毛早熟及单纯月经初潮提前而无其他青春期发育的表现。

尽管单独的乳房发育或阴毛发育通常是自限性的，但它们可能是真性性早熟的首发症状，应该严密随访。

单纯月经初潮提前可能是性早熟或良性卵巢囊肿的表现，但应除外阴道局部损伤引起的出血。严格来讲，这不属于性早熟的范围，但医师应对患儿进行细致的鉴别诊断。

【诊断】

1. 病史 对于初次就诊的性早熟患者的评估应该包括详细的病史采集和体格检查。

注意寻找引起中枢神经系统（CNS）损伤的病史如产伤、脑炎、放射性损伤等。食欲增加、身高突增及情

绪不稳定有可能是患者体内雌激素作用的表现。性早熟的发育过程同正常青少年的发育过程相似。家族史调查必须包括其遗传情况。

一些患儿仅有反复的月经来潮而没有青春期发育的表现,可能是真性或假性性早熟患者的首发症状。可能是一种良性自限性疾病,但需要排除其他病因。

2. 体格检查　体格检查应该包括身高和体重检查,还应作神经系统的检查。注意检查皮肤上有无痤疮、腋臭、咖啡斑及阴毛腋毛的情况。神经纤维瘤患者的咖啡斑为多个边缘平滑的棕色斑丘疹,而 McCune-Albright 综合征患者则表现为一个或多个边界不规则的大斑丘疹。

应进行甲状腺触诊,观察有无严重甲状腺功能减退的表现。记录乳房大小及发育情况。检查外生殖器有无雌激素作用的表现(小阴唇增大,阴道黏膜增厚,分泌物增多)。一些女性如果出现男性化的表现,如阴蒂肥大、声音变粗、肌肉发达及多毛,应警惕有雄激素增多导致异性性早熟的可能。

腹部超声检查对于检查卵巢包块更敏感,必要时可肛查。中枢性性早熟患儿的卵巢与正常青春期儿童的卵巢相似,常轻度增大,且含有多个小的卵巢囊肿。单独的卵巢囊肿可单独发生也可能合并 McCune-Albright 综合征。

3. 实验室检查及辅助检查　可以根据病史和体检的结果来选择。

如果怀疑性早熟,应该查骨龄:

(1)如果生长速度及骨龄均正常　每 3 个月随诊一次,观察性发育进展及有无身高增长过快。如果性

PART2

早熟进程很慢而无快速的骨成熟属于青春期早现的变异表现,不经干预,他们的身高通常在成年后均可达到正常范围。

（2）如果生长速度及骨龄异常　如有进行性的性发育、骨龄提前、生长加速或阴道表现有雌激素作用,这时要:①测血 LH、FSH、雌二醇、硫酸脱氢表酮(DHEAS)和 TSH 水平;②盆腔检查评估卵巢囊肿及大小,子宫大小及形态;③通过增强 MRI 检查中枢神经系统。

对于 LH 和 FSH 浓度高低的解释取决于所使用的检测方法。由于青春期 LH 和 FSH 的分泌与睡眠有关,所以白天的随机血 LH 和 FSH 水平对于鉴别乳房早熟、假性性早熟及早期中枢性性早熟方面意义不大。真性性早熟早期患者的随机 LH 和 FSH 水平常在青春期前范围。

GnRH 兴奋试验:

- 有助于真性性早熟与乳房早熟的鉴别诊断。
- 真性性早熟的患者常有夜间 LH、FSH 分泌峰,青春期儿童对 GnRH 试验主要为 LH 反应。
- 外周性性早熟或卵巢分泌性囊肿或肿瘤对 GnRH 为抑制反应。
- 部分性早熟患者(乳房早熟)为似青春期前的 FSH 峰反应。

【治疗】

1. 中枢性性早熟

（1）GnRH-a:已经成为中枢性性早熟的主要治疗方法。

每 28 天肌注一次。患者在使用 GnRH-a 治疗时应注意密切监测。监测中应通过体格检查来测量身高、体重、乳房发育以及雌激素对阴道黏膜的作用效果。GnRH-a 治疗期间应该补钙，有利于改善骨密度。一些患者在使用 GnRH-a 治疗后其最终身高明显的增加。

通常 GnRH 兴奋试验对于追踪观察女孩对 GnRH-a 治疗情况的反应特别有用，能够了解青春期发育是否已经被控制住。在治疗开始后 3 个月进行第一次检查，以后每隔 6~12 个月复查一次。

（2）伴随的卵巢囊肿：伴随真性性早熟的正常卵巢滤泡囊肿可不必切除。中枢性性早熟伴发的卵巢囊肿仅需观察，因为通过抑制促性腺激素水平就可以使之退化。

（3）生长激素：如果身高不满意，必要时可以考虑加用生长激素治疗，最好参考内分泌科专家的意见。

2. 外周性早熟　　主要是对于原发病的治疗。

3. 部分性早熟

（1）乳房早熟的治疗：对乳房早熟患者应仔细询问其曾使用的药物和护肤品。

治疗应该包括心理安慰及密切随访，以确认乳房发育是否为性早熟的首发表现。每次随访都应进行全面的体检。监测身高生长线和骨龄。

（2）肾上腺早熟（阴毛早熟）的治疗：体格检查可以发现有阴毛腋毛，无乳房发育，阴唇阴道无受雌激素作用的特征，以及有男性化的表现（阴蒂肥大）。

实验室检查包括测骨龄、血 DHEAS、ACTH 及清晨（早上 7~8 点）17- 羟孕酮。如果发现一些患者有胰岛素抵抗，则应检测血糖及胰岛素水平。必须除外其他诊断如性早熟、先天性肾上腺皮质增生症及肾上腺或卵巢肿瘤。

对肾上腺早熟的治疗是解释、安慰及随访。患儿最初应该每隔 3~6 个月检查一次以确认初步的诊断。一般来说,患儿的青春期发育可以恢复正常。一些患者在青春期时会有多毛及月经不规律。

第三节　青春期发育延迟

【定义及分类】

女孩在 13 岁没有乳腺发育,或在 16 岁没有月经来潮,则视为青春期发育延迟。男孩 14 岁时,睾丸体积仍为青春期前考虑为延迟。

【病因】

青春期延迟的病因诊断包括中枢性病变(慢性病、营养缺乏、垂体功能减退和肿瘤)、甲状腺功能减退、肾上腺病变和卵巢功能衰退。作出诊断前首先要排除生理原因所致的青春期发育延迟。详细病因见表 10-2。

表 10-2　青春期延迟的病因

低促性腺激素性性腺功能减退
中枢神经系统原因
● 慢性病,特别是引起营养不良的疾病(囊性纤维化、克罗恩病、乳糜泻、HIV 相关疾病和镰状红细胞贫血)
● 生理性发育延迟 　　　体重减轻和进食障碍 　　　竞技性运动,芭蕾舞
● 遗传综合征:Lawrence-Moon-Biedl,Prader-Willi 综合征,

续表

GnRH 缺乏（Kallmann 综合征）
- 中枢神经系统肿瘤,如颅咽管瘤
- 抑郁症药物,特别是与高泌乳素血症有关的药物
- 垂体疾病

   肿瘤（泌乳素瘤）,浸润性疾病（结节病,结核,组织细胞增多症 X,中枢神经系统白血病）,血色素沉积症,头部创伤,空泡蝶鞍,放射损伤,外科手术

甲状腺
- 甲状腺功能减退

肾上腺
- Cushing 综合征
- Addison 病

高促性腺激素性性腺功能减退
卵巢

- 性腺发育不全（Turner 综合征）
- 单纯性腺发育不全（46,XX 或 46,XY）
- 放疗或化疗;卵巢切除
- 自身免疫性卵巢炎

   卵巢抵抗综合征

   17α- 羟化酶缺乏

   芳香化酶缺乏

其他

半乳糖血症,肌强直性萎缩,21- 三体综合征,脆性 X 染色体前突变携带者,结节病,共济失调性毛细血管扩张症;卵巢扭转,切除或破坏;结核;卵巢炎

【诊断】

青春期发育延迟最基本的检查是完整的病史和体格检查。

1. **病史** 如果女孩 13 岁仍无性发育,就应当进行检查。慢性消耗性疾病,芭蕾或田径、体操等竞技体育训练可使青春期发育时间推迟,如果其他生长发育指标与延迟的性发育状况一致,须年满 14 岁才可诊断。对生长和性发育情况应进行持续观察。一旦发现发育停止就需要进行全部内分泌检查。

相关既往史应围绕目前的主诉来询问,包括以下内容:

(1)家族史:所有家族成员的身高(如果是身材矮小症);祖母、母亲、姨妈、姐妹的初潮年龄和生育情况(家族疾病包括青春期延迟、初潮延迟、雄激素不敏感、先天性肾上腺增生、某些性腺发育不全和脆性 X 染色体前突变携带者);卵巢肿瘤史(如性腺母细胞瘤);自身免疫内分泌疾病史如甲状腺炎、糖尿病、Addison 综合征和自身免疫性卵巢衰竭。

(2)新生儿病史:母亲摄入雄激素可导致阴蒂增大;母亲流产史;出生体重;先天异常;疝;淋巴水肿;新生儿问题如低血糖提示垂体功能减退。

(3)既往手术(双侧卵巢切除)、放疗、化疗史。

(4)系统回顾:着重于有无慢性病、腹痛、腹泻、头痛、神经系统症状、嗅觉、体重变化、进食障碍、热量摄入、性活动、溢乳、药物治疗、吸毒、情感压力、竞技性运动、痤疮和多毛。

(5)青春期发育开始的年龄和程度。

(6)绘制生长图表,计算中位父母身高。

2. **体格检查** 全面的体格检查包括身高、体重、血压、甲状腺触诊和乳房及阴毛发育的 Tanner 评分(SMR)。虽然患者可能以"未发育"为主诉就诊,但查体可能发现乳房发育为 SMR2 级,继续观察 3~6 个月患者可能就会进入青春期。

先天性发育异常的表现包括疝,肾发育异常,骨骼不匀称提示软骨发育不全。如果目测时怀疑身体比例异常,则应测量两臂伸展距离和上下肢比率(U/L)。两臂伸展距离为两臂完全伸展时两中指指尖的距离。下肢长度为耻骨联合至地面的距离(上肢长度为身高减去下肢长度)。身体比例正常的儿童两臂伸展距离大约等于身高。U/L 大约为 0.95。

Turner 综合征的躯体特征可以作为青春期发育延迟的诊断线索。

对于青春期延迟或中断的患者,神经系统检查是非常重要的,包括嗅觉的评估(如 Kallmann 综合征)、视野镜检查和面对面的视野检查(有效的视野检查可以提示是否存在垂体瘤)。同时应注意是否存在雄激素过高的体征(痤疮,多毛)。

对尚无性发育的青少年,妇科检查应观察外生殖器,注意是否有阴蒂增大,处女膜和阴道下段是否有雌激素作用的迹象。青春期延迟者由于缺乏雌激素的作用,阴道黏膜较薄而且变红;反之,有雌激素作用的阴道黏膜为粉红色而且较湿润。由于青春期发育延迟的病因可能为卵巢问题(如 Turner 综合征或卵巢早衰)或下丘脑-垂体问题(低促性腺激素性性腺功能减退),通常仅作外生殖器检查就已足够。

相反,对性发育正常的原发闭经患者,就需要检查内生殖器以除外生殖器畸形。

青少年生长图常常能够提供有价值的信息。青春期前的生长速度每年 5.08~6.35cm,青春期生长速度增加,然后骨骺闭合。青春期前连续几年身高无明显增长的现象可见于 Crohn 病,这是一种全身性疾病,是获得性的内分泌紊乱。

3. 实验室及辅助检查　完成病史采集、体格检查和绘制生长发育图表后,应进行实验室检查,包括血常规、尿常规、性激素、肝肾功、甲状腺功能、染色体核型分析等。影像学检查包括头颅 MRI 或 CT 检查及骨龄等。

除非考虑 FSH 升高与先前的放疗、化疗或身材矮小症有关,单纯的 FSH 升高应该在 2 周内重复检查,两次检查结果一致,才能作出卵巢功能衰竭的诊断。

青春期发育延迟原因不明或有慢性病的患者还应检查血沉、肌酐以及其他生化检查和腹部平片。对身高增长慢的女孩,检查胰岛素样生长因子 1(IGF-1)和结合蛋白 3(IGF-1BP3)有助于发现生长激素缺乏。

手、腕 X 线检查确定的骨龄结果。计算父母身高指数有助于判定女孩的预期身高是否达到家庭身高的目标范围。

病史采集和检查对临床医师很重要,可以确定青春期延迟或闭经的原因在下丘脑还是在性腺。通过病史、生长图、体格检查和有限的实验室检查进行评估可初步确定或排除青春期女孩发育延迟的病因。

低促性腺激素性性腺功能减退
FSH(和 LH)降低或正常

青春期发育延迟的大多数女孩 FSH 水平正常或降低,其原因为先天发育延迟、营养不良、慢性疾病、应激、进食混乱、体重下降、竞技运动或内分泌疾病如甲状腺功能减退。其他少见的原因有下丘脑功能减退如Kallmann综合征或肿瘤,垂体疾病如微腺瘤或浸润性疾病。还需除外青春期发育的正常生理性延迟。

青春期发育延迟的最常见原因为营养不良。通常见于慢性病患者,如囊性纤维病、镰状细胞贫血、肾病、腹部疾病和Crohn病。青春期前这些诊断就可以明确,但Crohn病患者可以仅有轻微的表现如生长不足。通过详细的询问病史可以发现大多数Crohn病患者都有间断性痉挛性腹痛、腹泻或便秘。血沉通常升高但并非绝对,轻度贫血和低蛋白血症,这些都是诊断线索。青春期女孩常常认为自己超重,不恰当地节食,导致体重下降,生长发育不足。对具有明显进食障碍的儿童,临床医师理应排除下丘脑肿瘤、吸收不良和慢性疾病。女运动员三联症(闭经,进食障碍,骨质减少),芭蕾舞演员或竞技运动员如田径或体操运动员出现青春期生长发育延迟。营养不良引起的发育延迟是否会影响成年身高,这一问题存在争议。

内分泌疾病也可导致青春期发育延迟和线性生长差,包括甲状腺功能减退、未控制的糖尿病和Cushing综合征。

精神问题如严重抑郁症会影响青春期的发育。

另外,遗传缺陷与青春期发育延迟有关系,如:X连锁Ⅰ型Kallmann综合征(*KAL-1*基因),与GnRH神经元和嗅觉神经元未迁移有关(因而导致嗅觉丧失)。青春期发育延迟或月经初潮晚的患者需考虑是否存在中枢神经系统病变包括肿瘤、脑积水、脑脓肿和浸润性病变等。由于以上情况可以引起显著的青春期延迟,应该密切随诊以确定是否存在发育异常。

PART2

血色素沉积所致铁沉积和重度地中海贫血患者输血所致铁超负荷可以导致发育延迟。地中海贫血患者铁沉积可引起甲状腺功能减退、甲状旁腺功能减退、糖尿病、心衰和（或）垂体功能异常。

发育延迟的垂体原因包括先天性或获得性垂体功能减退和肿瘤。如可继发于头部创伤等。在多种垂体激素缺乏的儿童中，1/3 有空泡蝶鞍。在青少年中最常见的垂体瘤是泌乳素瘤，但发病率较低，它是原发或继发闭经而非未发育的最常见原因。

总之，FSH 正常或降低时需除外全身性疾病、营养不良、中央神经系统疾病或内分泌疾病。应寻找其他疾病存在的证据，如肾衰、糖尿病或肝病。如果考虑存在下丘脑或垂体肿瘤，或有明显的发育延迟，检查应包括颅脑 MRI。对于全垂体功能减退和某些肿瘤患者，进一步神经内分泌检查是非常重要的。因白血病行中枢神经系统放疗的患者应密切监测生长发育情况，如果线性生长异常则应进行神经内分泌检查。垂体瘤患者应检查视野。青春期发育延迟特别是低体重患者骨量低，应补充钙片和维生素 D，适当补充营养，并可补充激素。

高促性腺激素性腺功能衰退
FSH（和 LH）水平升高

如果青少年 FSH 持续升高，应诊断卵巢早衰（POF）。卵巢早衰患者可为染色体异常（Turner 综合征、少见的 X 染色体前突变携带者或 46, XY 性腺发育不全）或染色体正常（自身免疫性卵巢炎，特发性卵巢早衰，半乳糖血症或放疗、化疗所致的早衰）。Turner 综合征的典型表现为发育延迟,但也有些患者表现为在青春期发育完全或部分发育后出现原发或继发闭经。

如果 FSH 升高的患者没有卵巢放疗或化疗史,或没有明确诊断如半乳糖血症,则应检查染色体核型。染色体核型为 46,XX 的卵巢早衰患者,进一步的检查应针对自身免疫性卵巢衰竭,如抗卵巢抗体、抗甲状腺抗体和抗肾上腺抗体。同时具有高血压、FSH 升高和青春期发育延迟,应进一步检查血清孕酮,以除外 17α-羟化酶缺乏症这一少见疾病。腹腔镜或开腹性腺活检的方法很少采用。

1. **性腺发育不全** 超过 1/2 的性腺发育不全患者染色体核型为 45,X(Turner 综合征)。

Turner 综合征患者特征为:身材矮小、胸廓宽、颈蹼、低发际、第四或第五掌骨短、肘外翻、膝外翻、上睑下垂、低位耳、小下颌、淋巴水肿和多发性色素痣。据报告未用生长激素治疗的 Turner 综合征患者,其最终身高在 142~148.8cm 之间,平均身高为 143cm。嵌合体患者身高标准差评分与正常染色体组成比例呈正相关。目前儿科内分泌医师通常会给予合成生长激素治疗 Turner 综合征。Ranke 和同事发现生长激素治疗使身高增加 6cm。应告知患者及其父母生长激素治疗的效益、费用和潜在的风险。

除生长激素外,低剂量雌激素早期治疗能提高最终身高。早期应用雌激素的优势在于可使第二性征与同龄人相同,改善骨量。

Turner 综合征患者随诊应包括肾脏超声,心脏评估,高血压、糖耐量、糖尿病和甲状腺功能和腹部疾病的监测。应终生注意是否有轻微听力丧失和语言缺陷。

PART2

患者手术时应告知有瘢痕疙瘩形成的风险。Turner 综合征患者应进行定期心脏检查和超声心动图监测主动脉根部直径以及时发现异常。高达 40% 的患者有高血压，因此高血压监测很重要并应积极治疗。高危患者应进行心脏 MRI。

2. 其他导致卵巢衰竭的染色体异常 单纯性腺发育不全指患者身高正常或偏高，性腺呈条索状和 FSH 升高。染色体核型通常为 46,XX 或 46,XY（Swyer 综合征）。这些 46,XY 患者需切除性腺。47,XXX 核型患者亦有卵巢早衰，神经心理测试显示功能缺损（尽管选择前偏倚会影响结果）。

染色体核型为 46,XX、卵巢衰竭的患者常有早绝经家族史，例如 X 染色体长臂负责维持卵泡的区域发生缺失。

3. 继发于放疗和化疗的卵巢衰竭 既往因恶性肿瘤而进行化疗和（或）盆腔、腹部放疗的青少年出现性发育延迟或闭经，提示卵巢早衰。化疗药物剂量越大，患者年龄越大，卵巢损伤的可能越大。儿童较成年人更能耐受化疗药物的毒性。

4. 17α- 羟化酶和芳香化酶缺乏 17α- 羟化酶缺乏（P450c17）是非常少见的疾病，它并非真正的性腺衰竭，而是由于 17α- 羟化酶缺乏导致肾上腺功能不全、高血压和性腺性激素缺乏。染色体核型为 46,XX 的患者具有女性的表型，但无第二性征和性毛。染色体核型为 46,XY 的患者有女性表型，阴道发育不全，无青春期乳房发育，这一点与雄激素不敏感（睾丸女性化）患者不同。孕酮水平上升。

芳香化酶（P450arom）缺乏症患者不能将睾酮转化

为雌激素,已有该病的单个病例报告。该患者出生时外生殖器有男性化表现,但内生殖器为女性结构。14岁时患者乳房未发育,有轻度男性化表现(阴蒂增大)、多囊卵巢、睾酮和促性腺激素升高以及骨龄延迟。

5. 卵巢早衰的其他原因　半乳糖血症的患者中有 70%~80% 会发生卵巢早衰(POF)。其他与卵巢早衰有关的疾病包括营养不良性肌强直、21- 三体、脆性 X 染色体突变前携带者、结节病等。卵巢破坏见于流行性腮腺炎性卵巢炎。自身免疫性卵巢炎可致性发育延迟,但更易导致原发或继发闭经。

【治疗】

1. 应针对青春期发育延迟的已知病因进行治疗。

2. 对无第二性征的女孩,临床医师首先应为激素治疗做好准备,回顾生长发育表,根据手和腕骨 X 线判断骨龄、预计成年身高,与患者及家人沟通,在合适的年龄开始激素补充。

3. 虽然青春期发育延迟还有很多未知因素,但临床医师需要在无数的具体情况下制订治疗方案,平衡利弊。对有子宫的患者,激素治疗需要使用雌激素和孕激素。

4. 卵巢功能不全患者需要长期激素补充治疗。

5. 对于体质性发育延迟的女孩在建立第二性征和月经后可以停止治疗,重新评估患者是否存在正常延迟或下丘脑功能失调。如果自然发育停止,则需重新应用激素治疗。

6. 青春期患者特别是雌激素缺乏者应每天从膳食或营养品中摄入 1300mg 钙和最少 400IU 维生素 D

（每天多种维生素）。

　　7. 关注患者的心理状况。

（甄璟然　邓成艳）

第十一章 | 性分化与发育异常

第一节 概 述

一、定义

性发育异常是一种先天性异常,表现为性染色体、性腺或性激素性别不典型。临床上较为常见的主诉有个矮、第二性征不发育、原发闭经、外生殖器性别不明、特殊的躯体特征等。

二、正常性分化过程

正常性分化包括两个过程:性腺的分化,内外生殖器的分化。也可分为:生殖腺形成,生殖管道分化,外生殖器生长,第二性征发育四部分。

1. **性腺的分化由性染色体决定** 由于 Y 染色体短臂上存在睾丸决定因子(TDF),所以当合子染色体为 XY 时,性腺发育为睾丸,而合子染色体为 XX 时,性腺发育为卵巢。受精后约 3 周,原始生殖细胞从卵黄囊沿后肠移行至泌尿生殖嵴,最后形成性腺。在分化为睾丸或卵巢之前均经过一段未分化期。

2. **生殖管道分化** 约 5 周,睾丸内支持细胞产生米勒管抑制因子(MIF),可抑制副中肾管上皮增殖,从而使副中肾管退化。约 7 周,睾丸内出现间质细胞,约 8 周时产生睾酮。中肾管在睾酮的作用下分化为附睾、输精管和精囊。睾酮只对同侧中肾管有效。没有睾丸分泌的 MIF 抑制,副中肾管不退化而发育为输卵管、子宫和阴道上段。MIF 也只对同侧副中肾管有效。

3. 外生殖器生长 男性外生殖器与前列腺的分化发育依赖于睾丸在局部经 5α- 还原酶Ⅱ转化为双氢睾酮(DHT)。DHT 使生殖结节增大形成阴茎龟头,尿道褶增大融合为阴茎体,生殖隆起增大融合为阴囊,泌尿生殖窦分化为前列腺。DHT 在 70 天时起作用,使尿道褶融合而关闭为中缝,74 天时尿道沟已完全闭合。孕 18~20 周时外生殖器的分化已全部完成。

没有 DHT 的影响,外生殖器将发育为女性,生殖结节稍增大形成阴蒂,尿道褶发育为小阴唇,生殖隆起发育为大阴唇。泌尿生殖窦形成阴道下段,与上段相通。条索样性腺,无论性染色体如何,出生时外生殖器均为女性。若女性胎儿在孕 10~12 周曾接触内源性或外源性雄激素影响,外阴将发生不同程度的男性化表现。孕 20 周后外生殖器已经完成分化,受到雄激素影响,女性仅表现为阴蒂增大。

4. 第二性征发育 到达青春发育期,男性在雄激素作用下,面部及体毛增多,阴毛达脐下,呈菱形分布,出现痤疮、喉结、嗓音变低,肌肉发达,阴茎及睾丸发育至成人大小,阴囊皱褶增多并有色素沉着。女性在雌激素作用下乳房发育,皮下脂肪堆积(尤其是臀部和大腿),女性外生殖器发育,月经来潮。

三、性分化与发育异常的分类

可分为性染色体异常、性腺发育异常、性激素量与功能异常三大类(表 11-1)。

表 11-1　性发育异常分类

（一）性染色体异常：包括性染色体数与结构异常

　　1. 特纳综合征

　　2. 45,XO/46,XY 性腺发育不全

　　3. 超雌

　　4. 真两性畸形（嵌合型性染色体）

　　5. 46,XX/46,XY 性腺发育不全

　　6. 曲细精管发育不良（Klinefelter）综合征

（二）性腺发育异常

　　1. XX 单纯性腺发育不全

　　2. XY 单纯性腺发育不全

　　3. 真两性畸形（46,XX 或 46,XY）

　　4. 睾丸退化

（三）性激素量与功能异常

　　1. 雄激素过多

　　　● 先天性肾上腺皮质增生

　　　　21- 羟化酶缺乏

　　　　11- 羟化酶缺乏

　　　● 早孕期外源性雄激素过多

　　2. 雄激素缺乏

　　　● 17α- 羟化酶缺乏

　　　　完全型

　　　　不完全型

　　3. 雄激素功能异常（雄激素受体异常）

　　　● 雄激素不敏感综合征

　　　　完全型

　　　　不完全型

PART2

第二节 性染色体异常疾病

一、特纳综合征（Turner syndrome）

【诊断要点】

1. 原发性闭经,第二性征不发育,外阴为女性,子宫幼稚型。

2. 身材矮小,不治疗最终身高小于 1.50m。躯体多发畸形,如颈璞,腭弓高、面部多痣,发际低,肘外翻,心血管畸形等。

3. 骨密度低下。

4. 血 LH、FSH、E_2 水平相当于绝经后妇女。

5. 染色体核型为 45,XO、45,XO/46,XX 或 X 染色体结构异常。

6. 腹腔镜检查性腺呈条索状。

7. 可合并甲状腺功能异常、肝肾功能异常、骨量下降,注意筛查和预防。

【治疗原则】

1. 促进身高　使用生长激素治疗,效果好但花费贵,建议内分泌科就诊;其他治疗包括雄激素、雌激素等,也有一定效果。青春发育期若骨龄小于实际年龄者可肌注苯丙酸诺龙 25mg,每 2 周一次,共 3~6 个月,观察身高增长情况。

2. 促进第二性征与子宫发育　使用雌激素的时间和剂量非常关键,一般 12 岁之前不用,最好在 15 岁后用,从小剂量开始,可用雌二醇 1mg/d,先促进身高增长,待骨骺愈合后,可适当增加剂量,有阴道出血或子宫内膜增厚后,需每月定期加用孕激素。以后终生性激素补充治疗。

3. 维持骨健康。

4. 有条件的可借卵,行辅助生育治疗。

二、45,XO/46,XY 性腺发育不全

【诊断要点】

1. 个矮,有特纳综合征的多种畸形表现。

2. 原发性闭经,1/2 以上患者可有外生殖器性别不明。

3. 血 LH、FSH、E_2 水平相当于绝经后妇女,睾酮可轻度升高(高于正常女性)。

4. 染色体核型为 45,XO/46,XY。

5. 腹腔镜检查性腺,常见为一侧是条索状性腺,另一侧为发育不良的睾丸。也可以双侧均是发育不全的睾丸或卵巢。

【治疗原则】

1. 切除性腺,外生殖器有异常的行外阴整形术。

2. 余处理同 Turner 综合征。

三、克氏综合征(Klinefelter syndrome)

【诊断要点】

1. 小睾丸,小阴茎,阴毛稀少。

2. 青春期后乳房可增大,血 LH、FSH 水平过高,睾酮浓度过低。

3. 染色体核型为 47,XXY,多数按男性生活。

【治疗原则】

1. 雄激素补充治疗。

2. 请泌尿科大夫处理。

3. 按女性生活的切除性腺,行外阴整形术和阴道成形术。

第三节 性腺发育异常

一、单纯性腺发育不全(pure gonadal dysgenesis)

【诊断要点】

1. 按女性生活,原发性闭经,第二性征不发育,外阴为女性,有阴道、宫颈,子宫幼稚型,个高,人工周期可来月经。

2. 染色体核型为 46,XY 或 46,XX。

3. 血 LH、FSH 水平相当于绝经后妇女,E_2、睾酮水平低于正常。

【治疗】

1. 46,XY 的患者需切除条索状性腺,46,XX 的患者不需手术。

2. 终生性激素补充治疗。

3. 因患者多数身高偏高,如不愿过高,需短时间内加量雌激素,刺激骨骺愈合。

二、真两性畸形(true hermaphroditism)

【诊断要点】

1. 部分患者按男性生活,阴茎小,尿道下裂。阴囊或腹股沟有性腺,青春期后可有乳房发育或按月尿血。

2. 部分患者按女性生活,可有乳房发育或月经,出生后或青春期后可有阴蒂增大、出现喉结等男性化表现。

3. 性染色体核型 2/3 为 46,XX,1/3 为 46,XY 或嵌合型。

4. 血 LH、FSH、PRL、E_2 水平在正常妇女水平,睾酮可高于女性或在男性水平。

【治疗原则】

1. 确诊依靠腹腔镜或剖腹探查及性腺活检。卵巢与睾丸各在一侧或共存于一侧性腺内(称为卵睾)。

2. 根据社会性别及患者要求,切除与社会性别不同的性腺,外生殖器行相应整形手术。

3. 按女性手术处理的,有生育可能。

第四节　性激素与功能异常

一、先天性肾上腺皮质增生(congenital adrenal hyperplasia)

(一) 21- 羟化酶缺乏(其次是 11- 羟化酶缺乏)

【诊断要点】

1. 最常见的是 21- 羟化酶缺乏,其次是 11- 羟化酶缺乏,有雄激素过多表现。

2. 外生殖器性别不明,出生后阴蒂增大,大阴唇部分融合,阴道与尿道可为一个开口或有各自的开口。子宫呈幼稚型。

3. 男性第二性征提早出现,如多毛、喉结、声粗、痤疮等。

4. 乳腺可有发育,多数为原发性闭经。少数患者发病可迟至月经初潮后,称为迟发型或不典型型。

5. 曾有生长过速史,骨骼提前愈合,最终身高较矮。皮肤色素较深,抵抗力较差。

6. 血 FSH、LH、PRL、E_2 为正常女性水平,P、T 显著升高。17- 羟孕酮、ACTH 显著升高。中剂量地塞米松抑制试验(0.75mg 每 6 小时 1 次共 5 天)可抑制之。

7. 染色体核型为 46,XX。也可有 46,XY 患者,内分泌就诊。

8. 婴幼儿可有血钠、氯低下,血钾增高,恶心、呕吐。

【治疗原则】

1. 请内分泌科会诊,明确诊断,补充皮质醇激素,并维持最低有效剂量,须终生服药。

2. 睾酮水平控制正常后,行保留血管神经的阴蒂整形与外阴整形术。

3. 治疗适当时,月经可来潮并可妊娠。早期治疗生长发育亦可正常。

(二)17α- 羟化酶缺乏症(17 alpha-hydroxylase/17, 20-lyase deficiency)

1. 完全型

【诊断要点】

(1)亦是肾上腺皮质增生的一种,但雄激素、雌激素缺乏。

(2)原发闭经,第二性征不发育,类宦官体型,无男性化表现。

(3)早发、难治的高血压、低血钾。

(4)染色体核型为 46,XX 或 46,XY 后者常见。

(5)血 LH、FSH 水平显著升高,E_2、睾酮、17- 羟孕酮浓度显著降低,ACTH、孕酮水平增高。

(6)染色体核型为 46,XY 的,无宫颈、子宫,阴道呈盲端。染色体核型为46,XX的,有宫颈、子宫和阴道,人工周期可来月经。

【治疗原则】

(1)请内分泌科会诊,终生补充皮质醇激素、控制血压、低血钾。

(2)46,XY个体应切除性腺。

(3)性激素补充治疗。

2. 不完全型

【诊断要点】

(1)染色体核型为46,XX或46,XY前者常见。

(2)46,XX患者常有月经稀发、量少,或继发闭经,可有轻度乳房发育,常有反复发作的卵巢囊肿。

(3)46,XY患者常有外生殖器性别不明,无宫颈、子宫,阴道呈盲端;可有乳房发育。

(4)高血压、低血钾不明显。

(5)血LH、FSH水平轻度升高,E_2及睾酮浓度显著降低,孕酮增高。17-羟孕酮可升高。

【治疗原则】

(1)46,XY患者行性腺切除和外生殖器整形。术后性激素补充治疗。

(2)46,XX患者定期口服避孕药治疗,控制卵巢囊肿的发作。

二、雄激素不敏感综合征(androgen insensitivity syndrome)

1. 完全型

【诊断要点】

(1)女性表现型,阴腋毛缺如或稀少,乳房发育好,但乳头发育差。原发性闭经。

(2)腹股沟或大阴唇内可有肿块。外阴女性型。阴道为盲端。无宫颈和子宫。

(3)染色体核型为 46,XY。

(4)血睾酮水平相当于男性,系雄激素受体异常导致雄激素不能发挥作用。

【治疗原则】

(1)切除双侧睾丸。

(2)手术时机:根据患者情况选择在明确诊断后或等待观察至青春发育期后。

(3)术后雌激素补充治疗。

2. 不完全型

【诊断要点】

外生殖器及体型有不同程度的男性化,其他同完全型睾丸女性化。

【治疗原则】

根据社会性别及患者要求。进行外生殖器整形。按女性生活的,尽早切除双侧睾丸。术后雌激素补充治疗。

三、外生殖器性别不明的鉴别诊断

1. 外生殖器性别不明的常见病因可分为雄激素过多(46,XX)、雄激素不足(46,XY)与性腺分化异常三大类,详见表 11-2。

2. 应仔细询问孕期用药史及家族史。

3. 体检时尤应注意阴蒂的大小、阴唇融合的程度和性腺的部位。

4. 成年患者是否有乳房发育及身高是否正常均

表 11-2 外生殖器性别不明的常见病因

雄激素过多
先天性肾上腺皮质增生
早孕期外源性雄激素过多
雄激素不足
不完全型雄激素不敏感综合征
睾丸退化
不完全型 17α- 羟化酶缺乏
性腺分化异常
真两性畸形
45,X/46,XY 性腺发育不全

有重要的鉴别价值。

5. 性腺的部位对诊断亦有帮助,由于卵巢不会降到腹股沟外环以下,因此如果在腹股沟外环以下发现性腺,则性腺为睾丸或卵睾。

6. 性染色体检查、性激素检查非常重要,必要时行相关刺激和抑制试验。

（邓　姗　田秦杰）

第十二章 | 围绝经期综合征

一、绝经生理

绝经是一个在进化中被忽略的状态,是现代人类寿命逐渐延长的产物。绝经的本质是卵巢中的卵泡完全或接近完全耗竭引起的卵巢功能衰竭。卵巢功能从育龄期的鼎盛状态到绝经后的衰竭状态是一个渐进的复杂过程。

(一)围绝经相关内分泌变化

1. 孕激素 从绝经过渡期开始最早出现的变化是排卵功能障碍,孕激素的相对不足和缺乏是最早出现的激素变化。

2. 雌激素 由于卵泡数目的继续减少直至耗竭,卵巢功能进一步衰退,雌激素水平从波动的不稳定状态渐渐继续下降,通常在绝经后的数年内达到稳定的低水平,然后基本稳定。女性体内的雌激素在绝经前以雌二醇为主,绝经后变成以雌酮为主,由雄烯二酮与睾酮在脂肪、肝脏、肾脏、脑等非内分泌腺部位芳香化后产生。雌激素的下降并非线性,甚至在绝经过渡期的某些时候还可能存在雌激素水平相对过高的情况。

3. 促性腺激素 包括促卵泡激素(FSH)和黄体生成素(LH)。围绝经期 FSH 水平升高,呈波动型,LH 仍可在正常范围。绝经后垂体释放 FSH 和 LH 增加,FSH 升高较 LH 更显著,FSH/LH>1,绝经后 1~3 年达最高水平,约持续10年,然后下降,但绝经30年后仍高于育龄妇女。

4. **雄激素** 绝经后雄激素来源于卵巢间质细胞及肾上腺,总体雄激素水平下降。

(二)绝经相关症状

1. **月经改变** 月经周期模式异常,表现为无排卵月经和生育力下降,在绝经过程中月经改变多种多样,个体差异大,具体可表现为:①月经稀发,经期缩短,月经量减少,以后逐渐停止;②月经周期不规律,或月经频发,或月经稀发,严重者可出现无排卵性功能失调性子宫出血,进而贫血;③月经突然停止,以后不再来潮。

2. **血管舒缩症状** 即出现潮红、潮热、出汗等血管舒缩功能失调的症状。潮热是指患者突然感到上半身发热,特别是脸、颈及胸部阵阵发热,是围绝经的标志性症状,但其发生的病理生理尚不十分清楚。潮热的发作频率有些偶然发作、时间短促,一般一次发作可持续数秒至数分钟。严重者频繁发作,每天发作几十次,持续十几分钟。

3. **神经精神症状** 包括心悸、睡眠障碍、皮肤感觉异常等自主神经系统不稳定症状,激动易怒、焦虑、情绪低落、情绪波动等精神心理症状,此外还可能出现记忆和认知能力下降等。

4. **泌尿生殖道症状** 由于雌激素水平降低或缺乏可出现阴道干涩、性交困难、反复阴道炎、泌尿系统感染、尿失禁等泌尿生殖道症状。

5. **心血管系统症状及心血管疾病** 围绝经期妇女常出现血压波动、心悸、心律不齐、假性心绞痛等。随着绝经年限增长,血压日益升高,冠心病发生率显著

PART2

增加。

6. 骨量减少、骨质疏松 在绝经后的前 5 年内，雌激素下降最快，骨丢失最多。骨质疏松的临床症状包括背痛、身材矮缩、活动能力降低，脊椎骨、肱骨、股骨上端、桡骨远端和肋骨骨折等。

7. 躯体症状 涉及多个系统，骨关节痛、肌肉痛是最常见的躯体症状。可能与大脑皮质功能异常有关。

8. 其他症状 包括皮肤皱纹、瘙痒，毛发脱落，乳房下垂、体重增加、腹型肥胖等，与雌激素水平下降有关。

二、绝经相关术语

1. 绝经（menopause） 是指妇女一生中的最后一次月经，是一个回顾性概念，一般需要在最后一次月经 12 个月之后方能确认。绝经的真正含义并非指月经的有无，而是指卵巢功能的衰竭。

2. 人工绝经（artificial menopause） 是指通过各种医疗措施导致卵巢功能衰竭。单纯子宫切除的妇女，如卵巢功能正常，不是绝经，不需要进行 MHT，但其卵巢功能衰退可能早于未行子宫切除的妇女，应密切观察卵巢功能变化，及时开始绝经激素治疗。

3. 绝经前期（pre-menopausal period） 是指卵巢有活动的时期，包括自青春期到绝经的一段时期。

4. 绝经后期（postmenopausal period） 是指从绝经一直到生命终止的这段时期。

5. 绝经过渡期（menopausal transitional period） 是从绝经前的生育期走向绝经的一段过渡时期，是从临床特征，内分泌学及生物学上开始出现绝经趋势（如月经周期紊乱等)直至最后一次月经的时期。绝经过渡期又分为绝经过渡期早期和绝经过渡期晚期。进入绝经过渡期早期的标志是 40 岁以上的妇女在 10 个月之内发生两次相邻月经周期长度的变化≥7 天,进入绝经过渡期晚期的标志是月经周期长度≥60 天。

6. **围绝经期**(peri-menopausal period)　其的起点同绝经过渡期,终点为最后一次月经后 1 年。

7. **更年期**(climacteric)　是传统名称,指绝经及其前后的一段时间,是从生殖期过渡到老年期的一个特殊生理阶段,包括围绝经期前后。更年期综合征是指妇女在更年期出现的一系列症状。

8. **早发性卵巢功能不全**(premature ovarian insufficiency,POI)　指 40 岁之前闭经或月经稀发,且间隔 1 个月以上两次 FSH>25U/L。以前常用卵巢早衰的概念,但近年来从国际到国内,POI 的概念逐渐广为接受。

三、激素补充治疗

主要指对卵巢功能衰退的妇女在有适应证、无禁忌证的前提下,个体化给予低剂量的雌和(或)孕激素药物治疗。对于有子宫者需在补充雌激素的同时添加孕激素,称为雌孕激素治疗(estrogen progestogen therapy,EPT),而对于无子宫者则采用单纯雌激素治疗(estrogen therapy,ET)。既往采用的名词是激素补充治疗(hormone replacement therapy,HRT),但从 2013 年起国际绝经协会将其称为绝经激素治疗(menopause related hormone therapy,MHT)。MHT 是维持围绝经期和绝经后妇女健康的全部策略(包括关于饮食、运动、戒烟和适当饮酒等生活方式建议)的一部分。MHT 是针对绝经相关症状的诸多治疗方法中最有效的方法。它可以有效缓解绝经相关症状,在绝经早期("窗口期")使用,还可在一定程度上预防老年慢性疾病的发生。但 MHT 也不是任何人、任何时候都可以使用的,与所有的医疗措施一样,有其适应证、禁忌证和慎用情况。

(一) MHT 的适应证、禁忌证和慎用情况

1. MHT 的适应证 ①绝经相关症状(A 级证据):月经紊乱、潮热、多汗、睡眠障碍、疲倦、情绪障碍如易激动、烦躁、焦虑、紧张或情绪低落等;②泌尿生殖道萎缩的相关症状(A 级证据):阴道干涩、疼痛、性交痛、反复发作的阴道炎、排尿困难、反复泌尿系统感染、夜尿多、尿频和尿急;③低骨量及骨质疏松症(A 级证据):包括有骨质疏松症的危险因素及绝经后骨质疏松症。

2. MHT 的禁忌证 已知或可疑妊娠;原因不明的阴道出血;已知或可疑患有乳腺癌;已知或可疑患有性激素依赖性恶性肿瘤;患有活动性静脉或动脉血栓栓塞性疾病(最近 6 个月内);严重的肝、肾功能障碍;血卟啉症、耳硬化症;已知患有脑膜瘤(禁用孕激素)。

3. MHT 的慎用情况 慎用情况并非禁忌证,是可以应用 MHT 的,但是在应用之前和应用过程中,应该咨询相应专业的医师,共同确定应用 MHT 的时机和方式,同时采取比常规随诊更为严密的措施,监测病情的进展。包括子宫肌瘤、内异症、子宫内膜增生史、尚未控制的糖尿病及严重的高血压、有血栓形成倾向、胆囊疾病、癫痫、偏头痛、哮喘、高催乳素血症、系统性红斑狼疮、乳腺良性疾病、乳腺癌家族史。

（二）MHT 应用的总原则

1. **药物剂量**　应用 MHT 时，应个体化用药；且应在综合考虑绝经期具体症状、治疗目的和危险性的前提下，选择能达到治疗目的的最低有效剂量；可考虑应用较现有标准用法更低的剂量；对于卵巢早衰妇女，MHT 所用药物的剂量应大于正常年龄绝经的妇女。

2. **用药时间**　在卵巢功能开始减退并出现相关绝经症状后即开始给予 MHT，可达到最大的治疗益处。MHT 期间应至少每年进行 1 次个体化受益/危险评估，根据评估情况决定疗程长短，并决定是否继续应用。根据现有的循证医学证据，没有必要对 MHT 持续时间进行限制，只要受益大于危险，即可继续给予 MHT。对于提前绝经者，推荐 MHT 应至少用至正常绝经年龄，之后按照正常年龄绝经妇女对待。

3. **添加孕激素的基本原则**　对于有子宫的妇女，单用雌激素会增加子宫内膜癌发生的危险性，雌激素的致癌危险性随剂量加大和治疗时间延长而增加；因此，该类妇女在 MHT 时应加用孕激素。MHT 中，孕激素应用的主要目的是对抗雌激素，从而保护子宫内膜。对于已切除子宫的妇女，通常不必加用孕激素。在雌激素持续用药的情况下，孕激素应持续或周期性添加，周期性添加者每月给予孕激素不短于 10~14 天。

（三）应用流程

1. **应用前评估**

（1）评估目的：①是否有应用 MHT 的适应证；②是否有应用 MHT 的禁忌证；③是否存在慎用情况。

（2）评估项目：①病史；②检查：准备激素治疗的女性需要做全面的体检，包括血压、体重、身高、宫颈脱落细胞检查、化验肝功、肾功、血脂,盆腔、乳腺、肝胆脾胰双肾的超声检查,根据检查结果判断有无用药禁忌,必要时行骨密度的检查,目的是判断有无骨量减少或者骨质疏松。

2. 权衡利弊

(1)应用 MHT 前需考虑的情况:①年龄;②卵巢功能衰退情况(绝经过渡期、绝经后期早期或绝经后期晚期);③应用 MHT 前的评估结果。

(2)结果判断:①无适应证或存在禁忌证时不应用 MHT;②有适应证同时合并其他疾病时,在排除禁忌证后,可于控制其他疾病的同时,应用 MHT;③有适应证、无禁忌证时建议应用 MHT;④症状的发生可能与绝经有关,也可能与绝经无关,难以即刻辨明,并且无禁忌证时,可行短期试验性应用。

3. 患者知情同意。

4. 个体化用药方案

(1)考虑因素:①是否有子宫;②年龄;③卵巢功能衰退情况(绝经过渡期、绝经早期或绝经晚期);④风险因素。

(2)根据每个妇女的不同情况,制订个体化用药方案。

1)单纯孕激素补充治疗:适用于绝经过渡期,目的是调整卵巢功能衰退过程中出现的月经问题。地屈孕酮 10~20mg/d 或微粒化黄体酮胶丸或胶囊 200~300mg/d 或醋酸甲羟孕酮 4~6mg/d,每个月经周期使用10~14 天。

2)单纯雌激素补充治疗:适用于已切除子宫的妇女。戊酸雌二醇片 0.5~2.0mg/d 或半水合雌二醇帖

（1/2~1）帖 /7d 或雌二醇凝胶 1.25g/d 经皮涂抹，连续应用。

3）雌、孕激素序贯用药：适用于有完整子宫、围绝经期或绝经后期仍希望有月经样出血的妇女。这种用药方式是模拟月经生理周期，在用雌激素的基础上，每月加用孕激素 10~14 天；按雌激素的应用时间又分为周期序贯和连续序贯，前者每周期停用雌激素 2~7 天；后者连续应用雌激素。雌激素多采用戊酸雌二醇 1~2mg/d，也可采用半水合雌二醇帖（1/2~1）帖 /7d 或雌二醇凝胶 1.25g/d 经皮涂抹；孕激素多采用地屈孕酮 10mg/d 或微粒化黄体酮胶囊或胶丸 100~300mg/d 或醋酸甲羟孕酮 4~6mg/d。也可采用复方制剂，在周期序贯方案中，可采用戊酸雌二醇片 / 雌二醇环丙孕酮片复合包装，按 1 片 /d，用完 1 盒后停药 7 天，再开始下 1 个周期的治疗；连续序贯方案可采用雌二醇 / 雌二醇地屈孕酮片（1/10 或 2/10 剂量），按序 1 片 /d，用完 1 盒后直接开始下 1 盒，中间不停药。

4）雌、孕激素连续联合用药：适用于有完整子宫、绝经后期不希望有月经样出血的妇女。该法每天均联合应用雌、孕激素，一般为连续性（连续用药不停顿）给药。雌激素多采用：戊酸雌二醇 0.5~1.5mg/d 或半水合雌二醇帖（1/2~1）帖 /7d 或雌二醇凝胶 1.25g/d 经皮涂抹，孕激素多采用地屈孕酮 5mg/d 或微粒化黄体酮胶囊 50mg/d 或醋酸甲羟孕酮 1~3mg/d。也可采用复方制剂如雌二醇屈螺酮片 1 片 /d。

5）连续应用替勃龙：推荐 1.25~2.50mg/d，适合于绝经后不希望来月经的妇女。

5. 应用 MHT 过程中的监测及注意事项

（1）监测目的：判断应用目的是否达到；个体风险与受益比是否发生改变；评价是否需要继续应用 MHT 或调整方案。

（2）开始激素治疗后，可于 1~3 个月内复诊，以后随诊间隔可为 3~6 个月，1 年后的随诊间隔可为 6~12 个月。若出现异常的阴道流血或其他不良反应，应随时复诊。每次复诊应仔细询问病史及其他相关问题。推荐至少每年重复 1 次上述检查，每 3~5 年测定骨密度 1 次。根据患者情况，可酌情调整检查频率。

总之，MHT 作为一种医疗措施，应该在有适应证、无禁忌证的情况下应用才能达到利益最大化。对于卵巢早衰或人工绝经的年轻女性，因她们暴露于低雌激素的时间延长，发生骨质疏松症、心血管疾病的风险均较正常年龄绝经的妇女要高，其绝经期管理时的雌激素剂量应较正常年龄绝经妇女稍大；推荐 MHT 应至少用至正常自然绝经年龄，之后应按照正常年龄绝经妇女进行管理。应用 MHT 过程中，应强调随访的重要性。

（王亚平　陈　蓉）

第十三章 | 不孕与不育

第一节 不 孕 症

PART2

描述生育障碍的中文名词有多个，有"不孕"、"不育"、"不孕症"和"男性不育"等。但按照人民卫生出版社的女性生育障碍标准名词，应该只有"不育"和"不孕症"两个。究其字面解释，不能怀孕应该是"不孕症"，而不能生育孩子，应该是"不育"，后者应该包括不能怀孕和怀上以后各种时期发生流产。但是由于英文名词中描述生育障碍的名词只有"infertility"一个，而多次流产有专门的名词（recurrent pregnancy loss，RPL），男性问题也有相关的专门名词，且国内很多大夫已经约定俗成把"不育"就指的是不能怀孕，所以很多情况下，怀孕障碍常以"不育"诊断之。

谈及不育，首先要明确，不育不是一种疾病，而是多种疾病的共同的临床表现。具体来说，不育可以涉及卵巢、输卵管、子宫、精子等多个因素的异常，通过解决这些异常，可以解决不育这个临床表现。

1. **不育的诊治过程花费高、风险高、成功率低。**

不育问题是无数家庭关注的问题，但实际上，很多导致不育的病因并不影响患者的正常生活，并且，如果无需解决不育问题时，也不需要治疗，比如输卵管积水问题，若无感染性改变，无需进行输卵管造口或切除。而不育本身的治疗，在我国为自费项目，需要消耗患者大量的精力、财力;其治疗本身包含各种风险,有些并发症可能会导致患者终生残疾,甚至致命;且作为生殖医学中最终的手段,体外受精-胚胎移植技术并不能保证患者可以妊娠,一项 2015 年发表在《美国医学会杂志》(The Journal of the American Medical Association,JAMA)上的前瞻性研究纳入 156 947 例英国女性,首个 IVF 活产率为 29.5%(95%CI:29.3%-29.7%),随着 IVF 周期数的增加,累积的活产率持续上升直至第 9 个周期,在第 6 个周期的活产率为 65.3%(95%CI:64.8%-65.8%),且这个数值随年龄的生长而下降,对于 42 岁以上的女性,每个周期的活产率都小于 4%。

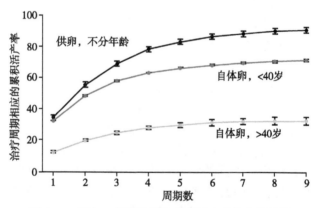

图 13-1　随 IVF 周期数增加累积活产率的变化趋势

2. 不育的诊治依照现代医学的诊疗模式逐步进行。

不育的病因多、病情复杂、治疗方式多样,容易导致诊疗的复杂和不规范。但是,作为一名医师,面对不育的病人,仍需要按照现代医学的诊疗模式进行逐步诊治。现代医学诊疗模式的流程为:①询问和了解需要解决的问题；②根据疾病的定义给予一个初步诊断；③思考该疾病的生理及病理生理基础；④进行与病因相关的检查并确定病因；⑤针对病因制订诊疗方案；⑥进行治疗（治愈或无效）。依照这个模式，在不育的诊治过程中，医师通过对不育发生过程的了解，逐步进行筛查，由简至繁，由无创至有创，努力把握检查过程创造的良好盆腔环境，充分利用宝贵的试孕时间，从而增加妊娠的可能性。

3. 不育的诊治干预内容并不限于病理状态，某些生理状态或者被认为是生理状态的情况。

不育的一个重要治疗手段是辅助生育治疗，也就是俗称为"试管婴儿"的体外受精 - 胚胎移植，近年来发展迅猛。而在体外受精 - 胚胎移植中的一个重要步骤，就是要促排卵。这项医疗干预措施，在很多情况下，并非是因为患者有排卵障碍，也就是患者并无不排卵的病理状况，是具有正常的生理性排卵的。这项医疗措施的应用，是为了进行体外受精 - 胚胎移植过程中各个步骤均有可能发生卵母细胞和胚胎的损失，同时也是因为胚胎移植的成功率有限，为了节省费用，省却反复取卵的风险，而在多数生殖中心普遍采用。

4. 不育是试出来的。

从不育的定义就可以看出，这是一个时间定义。不育不是一个病，而是多种疾病的一个共同临床表现。所以按照无创到有创，简单到复杂，费用由低到高的顺序进行检查和治疗的过程中，不断进行尝试是必须要做的事情，特别是每一种输卵管检查都有一定的治疗作用，输卵管检查之后都会给患者 6 个月左右的更高怀孕机会的时间段。我们治疗不育，不是寻求一种一次性最高成功可能性的方法，而是为病人制定一个他们夫妇这一辈子最有可能获得一个正常孩子的可能性的路径。

一、定义及分类

（一）定义

我国现行不育的定义为：未避孕、正常性生活1年而未妊娠。并根据有无妊娠史分为原发不育和继发不育。

不育，作为一种临床表现，其定义在国际和国内经历了巨大的变迁，其主要的改变是试孕时间的定义。1985年以前，不育的定义为"女性同居、未避孕并计划怀孕2年及以上而未妊娠。"（引自1975年世界卫生组织"不育的流行病学"）2年的试孕标准基于临床研究结果，即对于婚后夫妇正常生育能力，每个排卵周期受孕可能性仅为20%~25%，1年内可达到80%~90%，18个月可达93%~95%。1985年，世界卫生组织编《不育夫妇标准检查和诊断手册》首次将不育的临床诊断标准定为1年，该标准一方面体现了社会经济发展对人类心态的影响，2年的试孕时间对于追求高效的现代社会太过漫长；另一方面，生活方式变化导致的生育年龄延迟使得妊娠变得尤为紧迫。2008年美国生殖医学学会在不育定义的基础上，同时提出，对于35岁以上的女性，应于试孕6个月后根据病史和查体早期进行评估和治疗，在另一方面体现妊娠年龄的重要影响。

不育的定义及调查方式的不确定性，影响着不育的流行病学资料的结果及质量。世界范围内不育的最新资料来自世界卫生组织（2012 年发表），该资料以试孕 5 年不育为标准，统计 1990~2010 年、190 多个国家和地区、20~44 岁女性的资料，原发性不育的发生率为 1.9%，继发性不育的发生率为 10.5%。以试孕 1 年不育为标准，区域范围内的统计资料包括，美国发生率为 15.5%，法国发生率为 24%，国内尚缺乏大规模流行病学调查，现有统计资料从 6.66%~13.6% 不等。

　　不育的危险因素涉及感染、环境、基因等多个方面。根据 WHO 统计分析，目前导致不育的主要原因是感染性疾病，即感染性疾病导致输卵管堵塞，该现象在经济水平落后、医疗卫生条件匮乏的发展中国家尤为常见。

　　其次，导致不育的原因是高龄初孕。随着对教育和事业的重视，女性的生育年龄逐渐延迟。根据美国的统计学资料，1970~2002 年，超过 30 岁初产女性人数增长了 6 倍，该现象在国内同样明显。最近 Danish 的研究表明，对于有过生育的女性，生育能力的高峰为 29~30 岁，而对于从未生育的女性，高峰为 27~28 岁，并且，从未生育的女性的生育能力较有过生育的女性下降得更快。除此之外，年龄同样影响着 IVF 的成功率，美国疾病控制和预防中心公布的数据表明：2011 年非捐赠卵子的 IVF 鲜胚移植周期中，35 岁以下女性的活产率为 40%，这个比率随着女性年龄的增长而下降，35~37 岁为 32%，38~40 岁为 22%，41~44 岁为 5%，超过 44 岁小于 1%。可以看出，高龄不仅造成不育的发生，同时影响不育的治疗。

　　另一个可能导致不育的原因是无保护的性生活后

人工流产,尤其对于不安全人工流产,不育的发生率会更大。WHO统计在发达国家每1000位育龄期妊娠女性有26位选择人工流产,而在发展中国家约有29位。在国内,欠缺的避孕教育及易得的人工流产术加重这一事件的发生,另外人工流产除了导致不孕的问题,还可能与反复流产、前置胎盘、低出生体重儿、早产有关。

(二) 分类

根据曾经是否怀孕分为原发不孕和继发不孕。原发指女性性成熟后从未怀孕,继发是指过去曾有过妊娠或分娩而再次出现不孕。

根据病因不同,分为:卵巢功能障碍性不孕,输卵管疾病引起的不孕,子宫疾病引起的不孕,子宫内膜异位症引起的不孕,男性因素引起的不孕,免疫问题引起的不孕和原因不明性不孕。

二、输卵管不孕

【病因】

1. **炎症** 输卵管性不孕的常见原因为急、慢性输卵管炎症引起的输卵管堵塞。急性输卵管炎治疗不彻底或不及时,导致输卵管黏膜粘连或盆腔炎,也可因上行感染形成。输卵管炎还可以由输卵管周围组织器官或组织发炎而继发,如化脓性阑尾炎、结核性腹膜炎等。

2. **子宫内膜异位症** 盆腔子宫内膜异位症、卵巢子宫内膜异位症可形成腹膜粘连带,使输卵管伞端外部粘连或卵巢周围粘连,使成熟卵不能被摄入输卵管内。

3. **输卵管积水**　其发生是由慢性输卵管伞端粘连,毒性较低细菌上行感染,使宫腔渗出物逐渐积留在输卵管腔内造成的。

4. **慢性输卵管积脓**　常为急性输卵管炎症,未及时、规范、全面治疗所致。可造成输卵管阻塞,导致不孕。

【检查】

输卵管检查的时间为月经干净后 3~7 天,不同房,且排除急性生殖道感染。通输卵管既是一项检查,也能起到一定的治疗作用。目前最常用的检查项目为:

1. **输卵管通液**　缺乏客观图像和指标,无法区分测别,反复操作容易继发感染,不建议采用。

2. **子宫输卵管造影**　子宫输卵管造影(hysterosalpingography, HSG)是公认首选的输卵管检查手段。

(1)临床应用:常用的造影剂有碘油和碘水两种。碘油扩散较慢,需要 24 小时后再摄片,而碘水扩散较快,在注射后 10~20 分钟即需进行第二次摄片来观察盆腔内造影剂的扩散和分布情况。据此了解输卵管是否通畅、确定阻塞部位及宫腔形态。同时,它可以提供宫颈管、宫腔大小、形状,在无输卵管近端阻塞或痉挛时,可显示输卵管长度、直径、形状及伞端折叠情况。此外,HSG 还可根据造影剂在盆腔内的弥散来了解盆腔有无粘连。

(2)优势:简单、可靠和安全,是目前了解输卵管是否通畅,以及确定具体阻塞部位最常用的检查方法。

(3)不足:不能了解输卵管周围的病变、不能反映盆腔病变;患者接触 X 射线和碘制剂,可发生相应副作用。

PART2

3. 子宫输卵管超声造影 是指在超声监测下通过向子宫腔注入造影剂实时观察造影剂通过宫腔输卵管的情况以及进入盆腔后的分布情况,同时观察子宫、卵巢及盆腔情况,对输卵管通畅性进行诊断。

(1)临床应用:现在临床常用的为三维或四维子宫输卵管超声造影术。操作步骤为:术前常规检查以排除患者感染及生殖道炎症后再进行宫腔插管;使用阴道探头常规超声检查子宫、子宫双附件及盆腔情况;患者取截石位,外阴消毒后宫腔置入 12G 双腔管,气囊内注入 0.9% 氯化钠溶液 1.5~5.0ml;取子宫横切面,超声束朝向宫角,在 CCI 模式下启动三维成像功能,调整角度为 120° 进行三维超声预扫描,选择合适探头方向以可同时显示宫角及双侧卵巢为佳;固定探头,推注造影剂,当观察到造影剂到达双侧宫角时,启动三维或四维容积扫查,三维或四维容积扫查结束后,在 CCI 模式下观察造影剂在卵巢周围的包绕及盆腔弥散情况,整个检查过程中患者应保持不动;使用图像分析软件对所获取的图像进行分析和剪辑。

(2)优势:准确性高;安全、简便、无损伤、可反复操作;既可避免 X 线对人体的损害,又可诊断子宫、卵巢的病变。

(3)不足:人为因素干扰较多,如造影剂推注压力无固定指标或范围等。

4. 腹腔镜下亚甲蓝通液

(1)临床应用:在腹腔镜下经宫颈注入稀释的亚甲蓝液 20ml,行输卵管通液,通畅者注入亚甲蓝液无阻力,即见亚甲蓝液自伞端流出,通而不畅者推液时有轻度阻力,输卵管先膨大,屈曲,再见亚甲蓝液从伞端流出。不通者推液阻力大,未见亚甲蓝液自伞端流出,而从宫颈口漏出。

（2）优势:腹腔镜下能观察盆腔有无粘连、输卵管口是否通畅,输卵管是否僵硬,是评价输卵管通畅性的金标准。同时,还可以进行分离盆腔粘连、输卵管整形、子宫内膜异位病灶清除等。

（3）不足:需要特殊的设备和操作技术,有一定的手术风险。

【治疗】

1. **输卵管粘连分离术**　尽量完全切除粘连带,游离输卵管伞端和卵巢,恢复其正常的解剖位置。

2. **输卵管伞端成形和输卵管造口术**　对输卵管伞端部分或全部梗阻的矫正手术,以恢复伞端的形态结构。

3. **输卵管端端吻合术**　手术切除瘢痕或阻塞段的输卵管,对于输卵管绝育术史的患者要求再通是可行的。

三、子宫内膜异位症相关不孕

【病因】

子宫内膜异位症(endometriosis,EM)对于女性生殖的负面影响可以说是全方位的,从慢性疼痛导致的性交障碍,到卵子质量、输卵管功能状态、盆腔环境,到子宫内膜的容受性以及免疫因素等无不涉及,常见的学说和病理因素如下:

1. **前列腺素学说**　异位内膜本身可以产生较多的前列腺素(PG),影响卵巢及输卵管功能,导致不孕或早期流产。同时还会使精子的活动力下降或被吞噬,降低了卵的受精能力。

2. 自身免疫反应学说　EM 患者体内存在高水平自身免疫反应,某些自身抗体的增加,可导致体内产生免疫排斥、吞噬精子、损伤细胞、破坏受精卵等损伤性效应。子宫内膜异位症患者的 T 淋巴细胞免疫活性增强,不利于胚胎着床,可能是导致不孕的重要因素。

3. 内分泌障碍学说　EM 可导致神经-内分泌运转机制的改变,包括泌乳素(PRL)分泌增加及黄体功能不足等都与不孕有关。

4. 机械性因素　中重度 EM 患者的盆腔粘连、卵巢巧克力囊肿,致使输卵管卵巢之间的解剖关系改变,干扰伞端纤毛运动及输卵管蠕动,严重影响到拾卵及卵子的输送机制,称为机械性不孕的因素之一。

【检查】

1. 盆腔检查　盆腔子宫内膜异位症时,子宫后倾固定,宫旁增厚、压痛,子宫后壁、子宫骶骨韧带、直肠子宫陷凹处有触痛结节。卵巢子宫内膜异位症者,在附件区可触及与子宫或阔韧带、盆腔相粘连囊性肿块,活动度差,往往有轻度触痛。

2. B 超检查　能够帮助了解肿物为囊性或实性病变,及其与子宫的关系,有助于鉴别子宫浆膜下或阔韧带内肌瘤与卵巢囊肿。

3. 血清 CA125 测定　有助于子宫内膜异位症的诊断。

4. 腹腔镜检查　EM 确诊和分期,应在手术记录中描述分期、分类系统及生殖评分等细节(表 13-1)。

PART2

表 13-1　内异症 ASRM 分期评分表（分）

类别	位置	异位病灶 大小(cm) <1	1~3	>3	程度	粘连 范围 <1/3包裹	1/3~2/3包裹	>2/3包裹	直肠子宫陷凹封闭的程度 部分	完全
腹膜	表浅	1	2	4	-	-	-	-	-	-
	深层	2	4	6	-	-	-	-	-	-
卵巢	右侧,表浅	1	2	4	右侧,轻	1	2	4	-	-
	右侧,深层	4	16	20	右侧,重	4	8	16	-	-
	左侧,表浅	1	2	4	左侧,轻	1	2	4	-	-
	左侧,深层	4	16	20	左侧,重	4	8	16	-	-
输卵管	-	-	-	-	右侧,轻	1	2	4	-	-
	-	-	-	-	右侧,重	4	8	16	-	-
	-	-	-	-	左侧,轻	1	2	4	-	-
	-	-	-	-	左侧,重	4	8	16	-	-
直肠子宫陷凹封闭	-	-	-	-	-	-	-	-	4	40

注：如果输卵管伞端完全粘连，评 16 分；如果患者只残留一侧附件，其卵巢和输卵管的评分应乘以 2；-，无此项；内膜异位症，子宫内膜异位症；ASRM，美国生殖医学学会

表 13-2　内异症生育指数（EFI）的评分标准（分）

类别 病史因素	评分
年龄≤35 岁	2
年龄 36~39 岁	1
年龄≥40 岁	0
不孕年限≤3 年	2
不孕年限 >3 年	0
原发性不孕	0
继发性不孕	1
手术因素	
LF 评分 7~8 分	3
LF 评分 4~6 分	2
LF 评分 0~3 分	0
ASRM 评分（异位病灶评分之和）<16 分	1
ASRM 评分（异位病灶评分之和）≥16 分	0
ASRM 总分 <71 分	1
ASRM 总分≥71 分	0

注：LF：最低功能评分（least function），指单侧（左侧或右侧）输卵管、输卵管伞端、卵巢 3 个部位各自进行评分，两侧均取单侧评分最低者，两者相加即为 LF 评分，以此纳入最后的统计。根据 3 个部位的情况，将评分分成 0~4 分，4 分：功能正常；3 分：轻度功能障碍；2 分：中度功能障碍；1 分：重度功能障碍；0 分：无功能或缺失。

LF 评分标准：①输卵管：轻度功能障碍：输卵管浆膜层轻微受损；中度功能障碍：输卵管浆膜层或肌层中度受损，活动度中度受限；重度功能障碍：输卵管纤维化或轻中度峡部结节性输卵管炎，活动度重度受限；无功能：输卵管完全阻塞，广泛纤维化或峡部结节性输卵管炎。②输卵管伞端：轻度功能障碍：伞端轻微损伤伴有轻微的瘢痕；中度功能障碍：伞端中度损伤伴有中度的瘢痕，伞端正常结构中度缺失伴轻度伞内纤维化；重度功能障碍：伞端重度损伤伴有重度的瘢痕，伞端正常结构大量缺失伴中度伞内纤维化;无功能:伞端重度损伤伴有广泛的瘢痕,伞端正常结构完全缺失伴输卵管完全性梗阻或积水。③卵巢:轻度功能障碍:卵巢体积正常或大致正常,卵巢浆膜层极小或轻度受损;中度功能障碍:卵巢体积减小在 1/3~2/3 之间,卵巢表面中度受损;重度功能障碍:卵巢体积减小 2/3 或更多,卵巢表面重度受损;无功能:卵巢缺失或完全被粘连所包裹。内异症:子宫内膜异位症;ASRM:美国生殖医学学会。

【治疗】

1. 药物治疗　目前常用于治疗子宫内膜异位症的药物包括:促性腺激素释放激素的类似物(GnRH-a)、高效孕激素类(progestin)、短效口服避孕药(COCs)和孕三烯酮(gestrinone)。

（1）GnRH-a:

1）作用机制:下调垂体功能,造成暂时性药物去势及体内低雌激素状态。也可在外周与 GnRH-a 受体结合抑制在位和异位内膜细胞的活性。

2）应用方法:常用药物名称有戈舍瑞林(诺雷得)、亮丙瑞林(抑那通)、曲普瑞林(达菲林,达必佳)。每 28 天皮下或肌内注射 1 次,共用 3~6 个月或更长时间。

3）副作用:主要是低雌激素血症引起的围绝经期症状,如潮热、阴道干燥、性欲下降、失眠及抑郁等。长期应用则有骨质丢失的可能。为防止副作用,用药时间多不超过 6 个月,并可加用反向添加治疗,即用药开始,或停经 2~3 个月待出现低雌激素症状时,加用雌、孕激素。

总之,GnRH-a 价格昂贵,对子宫腺肌症合并不育及特殊部位的异位病灶而不能手术者有特效。

PART2

（2）高效孕激素：

1）作用机制：合成的高效孕激素可引起子宫内膜蜕膜样改变，最终导致子宫内膜萎缩，同时，可负反馈抑制下丘脑 - 垂体 - 卵巢轴。

2）应用方法：常用药物为醋酸甲羟孕酮每天口服30mg，或甲地孕酮每天口服40mg，或炔诺酮每天口服5mg，一般连续应用 6 个月。

3）副作用：主要是突破性出血、乳房胀痛、体质量增加、消化道症状及肝功能异常。

（3）短效口服避孕药：

1）作用机制：抑制排卵。

2）使用方法：连续或周期用药，持续 6 个月及以上，可较长时间用药。

3）副作用：较少，偶有消化道症状或肝功能异常。40 岁以上或有高危因素（如糖尿病、高血压、血栓史及吸烟）的患者，要警惕血栓的风险。

（4）孕三烯酮：

1）作用机制：孕三烯酮是雄激素衍生物，是合成的 19- 去甲睾酮衍生物，是一种抗孕激素的甾体激素。主要作用机制是减少 ER、PR 水平，降低血中雌激素水平、降低性激素结合球蛋白水平。

2）使用方法：2.5mg，2~3 次 / 周，共 6 个月。

3）副作用：雄激素样作用如毛发增多、情绪改变、声音变粗。此外，还可能影响脂蛋白代谢，可能有肝功能损害及体质量增加等。

2. 手术治疗　手术首先能达到明确诊断的目的，同时能将肉眼可见病灶去除，并可同时进行盆腔粘连分离术，输卵管通液或整形术，盆腔冲洗等有利于促进

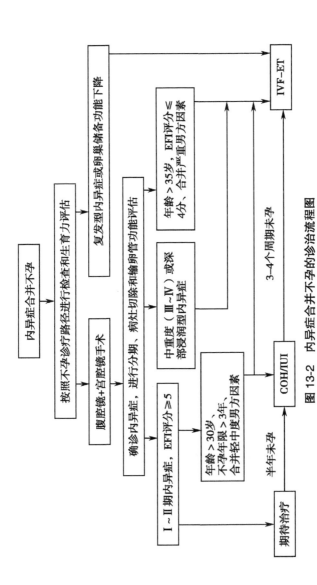

图 13-2 内异症合并不孕的诊治流程图

注:内异症:子宫内膜异位症;EFI,内异症生育指数;COH,超促排卵;IUI,宫腔内人工授精;IVF-ET,体外受精 - 胚胎移植

PART2

生育的手术。术后根据内异症病变的期别,指导积极试孕或行辅助生育。

四、排卵障碍性不孕

卵泡发育及排卵是由下丘脑 - 垂体 - 卵巢性腺轴调控的,所以性腺轴任一部位异常引起的排卵障碍都将导致不孕。

【病因】

1. **下丘脑功能障碍性不排卵** 常见于神经性厌食、营养不良引起的过度消瘦,以及精神紧张、极度劳累或剧烈运动后引起的闭经等。

2. **垂体功能障碍性不排卵** 常见于高泌乳素血症、空泡蝶鞍综合征和希恩综合征等。

3. **卵巢功能障碍** 常见于卵巢早衰、多囊卵巢综合征等。

【检查】

1. **基础体温测定** 排卵后次日,因形成黄体,体温上升 0.3~0.5℃,并可维持 12~14 天,形成双相体温。若体温在后半期无上升则为单相,提示无排卵。

2. **血激素测定** 黄体中期孕激素水平测定是有无排卵的指标之一,若有排卵,孕酮水平应大于 3ng/ml。

3. **B 超监测卵泡发育** B 超可以监测卵泡大小、卵泡的生长和优势卵泡的破裂可作为排卵的证据。一般于周期的第 8 天开始监测,根据卵泡大小决定再次监测卵泡的时间。卵泡直径 12mm 时每 3 天监测一次;直径 14mm 时每 2 天监测一次;直径 16mm 时每天监测。当优势卵泡直径达 18mm 或 20mm 时,给予 hCG 10 000IU 注射。

4. **宫颈黏液检查** 根据宫颈黏液检查,了解卵巢功能状态。

【治疗】

1. **氯米芬**(CC) CC 为口服非甾体制剂,通过竞争性结合下丘脑细胞内雌激素受体,使之产生更多的 GnRH,刺激垂体分泌 FSH 和 LH 从而使卵巢内的卵泡生长、发育、成熟和排卵。一般从月经或黄体酮撤退出血第 5 天开始,每天 50~150mg 连续 5 天。

2. **芳香化酶抑制剂——来曲唑** 通过抑制雄烯二酮和睾酮向雌激素转化而减少雌激素的合成,从而降低雌激素的负反馈作用,刺激 FSH 分泌,促进卵泡发育。一般于月经周期第 3~5 天开始,口服 2.5~7.5mg/d,连续 5 天。

3. **促性腺激素** 促性腺激素包括卵泡刺激素(FSH)、黄体生成素(LH)与人绒毛膜促性腺激素(hCG)。卵泡最后在发育过程中主要依赖于 FSH,至排卵前需要 LH 高峰促排卵。一般开始每天 75IU,每 5~7 天后逐步增加 1 支,若卵泡发育至成熟达 18~25mm,可用 hCG 5000~10 000IU 促排卵并争取妊娠。

4. **促性腺激素释放激素**(GnRH) GnRH 促排卵的机制是脉冲释放 GnRH,刺激垂体产生 LH 和 FSH,刺激卵泡发育、排卵和黄体期孕激素分泌。但 GnRH 给药不方便,临床上多用促性腺激素诱导排卵。

5. **其他与排卵相关的药物**

(1)溴隐亭:溴隐亭是多巴胺受体激动剂,适用于无排卵伴高泌乳素血症者。初起可以从小剂量开始,每天 1.25mg,每周增加剂量一次,逐渐增加至 5~7.5mg/d。一般于 6~9 周后泌乳素下降后可恢复排卵并有妊娠可能。通常在发现妊娠后停用溴隐亭,妊娠期间如出现头痛、视野缺损等垂体肿瘤增大的迹象,应进一步检查和重新服用溴隐亭,联合神经科一同诊治随诊。

(2)糖皮质激素:部分无排卵妇女若由于雄激素过多,如先天性肾上腺皮质增生症(CAH)而不典型CAH,可能极容易与多囊卵巢综合征混淆,但其高雄激素血症来源于肾上腺,都需要用肾上腺皮质激素如泼尼松或地塞米松等抑制过多雄激素方可恢复排卵。

(3)二甲双胍:二甲双胍是口服降糖药,通过减少糖的吸收,增加外周葡萄糖的摄取,抑制肝糖原产生发挥降糖作用,在受体后水平增强胰岛素敏感性,改善胰岛素抵抗,也可称为胰岛素增敏剂。伴有胰岛素抵抗和高胰岛素血症的 PCOS 患者,二甲双胍可以作为诱发排卵的一线治疗药物。常用剂量是 500mg,每天三次。为减少胃肠道等不适反应,二甲双胍可以从 500mg,每天 1 次,连用一周后增加到 500mg,每天 2 次,再用一周后增加到 500mg,每天 3 次。二甲双胍可以单独应用或联合氯米芬应用。

6. 控制性超促排卵　控制性超促排卵(controlled ovarian hyperstimulation,COH)常用于体外受精 - 胚胎移植(IVF-ET)的治疗周期中,是在药物的作用下,让多个卵泡发育,以便获得较多的卵母细胞,得到较多可供移植的胚胎。COH 方案主要有使用 GnRH 激动剂降调节的超排卵方案(包括长方案、短方案及超长方案等)以及使用 GnRH 拮抗剂的超排卵方案。

GnRH-a 激动剂方案为从上次月经周期的黄体期开始应用 GnRH-a,最初促成促性腺激素的大量释放(Flare up 效应),以后占据了垂体上的受体,使内源性促性腺激素下降(Down regulation),造成暂时性卵巢去势。此时完全依靠外源性的促性腺激素刺激卵泡的发育,压抑内源性 LH 产生,避免过早 LH 峰出现对卵子的不利影响,是经典的超排卵方案。而 GnRH 拮抗剂通过竞争性地阻断垂体前叶 GnRH 受体,引起促性腺激素的即时、快速抑制,因而阻断内源性 GnRH 所诱导的垂体细胞分泌 LH 和卵泡刺激素(FSH)。

五、男性不孕的处理原则

【病因】

1. 睾丸前病因　男性内分泌性病因,包括下丘脑病变、垂体病变、外源性或内源性激素水平异常等。

2. 睾丸性病因　一部分为基因异常引起,另一部分为睾丸损伤,如双侧无睾症、隐睾症、精索静脉曲张、全身性疾病、睾丸炎等。

3. 睾丸后病因　如精子运输障碍、精子活动力或功能障碍、感染等。

【检查】

1. 病史采集　对病史询问要详细,注意保护患者隐私。特别注意环境因素对患者的影响,如高温、放射线接触、吸烟酗酒等不良生活习惯。既往史如腮腺炎、隐睾及疝手术史也应该注意。

2. 体格检查　检查时,要特别注意睾丸的大小、睾丸容量、长宽和质地等。仔细检查不孕病人是否有精索静脉曲张。还应注意是否有造成不孕的其他系统的疾病。如是否有甲状腺肿大、血管杂音或结节化。

3. 精液检查　在精液检查前禁欲 3~5 天,一般采用手淫取精。

PART2

4. **激素测定** 有内分泌疾病,如出生异常、性成熟提早或推迟、勃起障碍或性欲丧失的病人需要进行激素检测。

5. **染色体核型分析** 出现极度少弱精时还应进行染色体核型分析。

6. **其他检查** 包括免疫学检查和细菌学检查,比较特殊的检查有输精管和精囊造影术、睾丸活检等。

【治疗】

男性不孕要根据病因进行不同治疗,总结如表13-3所示。

表 13-3　根据男性不孕症的类型分别施治

种类	病因	治疗
生精功能不可逆的损伤	原发性睾丸功能衰竭	他精授精(TDI或过继,给予雄激素补充治疗
有特异治疗方法的不孕	促性腺激素缺乏的性腺功能减退	促性腺激素/促性腺激素释放激素
	催乳激素分泌过多	溴隐亭
	性功能障碍	对症治疗或心理咨询,夫精授精(AIH)
	梗阻性无精子症	输精管显微手术,附睾取精子用于体外受精
治疗方法有争论的不孕	精索静脉曲张	曲张的静脉结扎,宫内授精,体外受精(IVF)
	精子自身免疫	糖皮质激素,IVF
	生殖道感染	抗生素
	特发少、弱、畸精(有活精子存在)	经验性治疗,IVF,显微操作,合子输卵管内转移(ZIFT)

六、其他因素（免疫、精神、其他）引起的不孕

1. 免疫因素与不孕 研究提示不孕症患者比正常妇女体内更经常出现抗核抗原、抗甲状腺抗原的自身抗体和抗磷脂抗体（APAb）。然而，把这些研究中所发现的特异性抗体类型相比较，出现了相矛盾的结果。没有一个研究可以证明这些抗体与不孕之间的因果关系。相关研究提示目前尚无确证有效的治疗方法可以提高要进行 IVF 的 APAb 阳性患者的临床妊娠率。同样有争议的是抗精子抗体（ASAb）的作用。ASAb 可能在受精前、受精过程之中或是受精之后破坏生殖的进程，它们可能通过引起精子凝集或抑制精子活动而干扰精子穿透。另外，ASAb 还可能通过抑制精子获能、顶体反应、精子穿透透明带和精子与卵细胞膜的融合而破坏精卵间的相互反应。最后，这些抗体还可以通过抑制原核的形成或是胚胎的卵裂而阻碍受精卵发育。对 ASAb 阳性妇女可试用下列治疗方法：①避孕套 6~12 个月：避免因性交而使精子抗原暴露于女性生殖道。这样可使 ASAb 下降。②免疫抑制剂：目的在于减少 ASAb 产物，主要是用皮质类固醇类药物，但这种治疗的有效性不确定。③子宫腔内人工授精（IUI）可以克服 ASAb 对精子穿透宫颈黏液的阻碍作用，但是，这种方法不能阻止精子结合的抗体对精卵相互作用的破坏。④ ICSI 治疗可以使一些夫妻避开继发于 ASAb 的受精失败，但无法改变 ASAb 对受精后事件的影响。

2. 精神因素 精神因素影响不孕已是多年来被公认的一种不孕因素。临床有很多例子不孕夫妇并无

PART2

任何器质性病变,当医师给予解释解除顾虑后,很快就怀孕了。近年来对精神紧张的应激使肾上腺分泌增多可影响下丘脑促性腺激素系统影响排卵功能,情绪紧张可以通过自主神经影响生殖过程。卵巢内的自主神经末梢伸入血管周围并围绕卵泡可直接控制卵巢的卵泡大小、激素的分泌与排卵。自主神经的兴奋,将影响输卵管的收缩与卵子的运输而影响受孕。就诊的不孕夫妇,都有不同程度的精神因素,医师必须充分理解和同情,给予安慰消除紧张因素,消除顾虑,使夫妇双方配合各项检查与治疗。

3. 其他因素 除与不孕直接相关的上述各项因素外,不能忽视其他因素:①营养与不孕影响月经初潮,已有初潮者可发生继发闭经而不孕,肥胖常致闭经而不孕,减轻体重可恢复月经;②甲状腺功能失调,甲亢或甲减,肾上腺功能亢进与低落,均可影响妇科内分泌功能而不孕;③慢性消耗性疾病,如肾病、红斑狼疮、糖尿病等均可影响生殖功能而不孕;④各种药物,如长期使用安眠药、降压药、麻醉品、精神病类药、酒精与化疗等均会影响生殖功能而不孕;⑤吸烟与酗酒均影响生殖功能。

（王　雪　孙爱军）

第二节　复发性自然流产

【诊断】

自然流产是指妊娠在 28 周以前终止,胎儿体重在

1000g以下者。早期流产指妊娠12周之内的胚胎停止发育或自发性流产。凡与同一伴侣自然流产连续3次或3次以上者均可称复发性流产（recurrent spontaneous abortion，RSA）。

【病因及检查】

一次胚胎停止发育或流产多为偶然因素，而且就目前医学发展来看，约有1/2的胚胎停止发育或流产是无法通过目前的检查手段找出病因的，因此除了绒毛染色体核型分析外，一次流产不必进行相关检查，需符合反复流产定义者才可进行相应检查。但是，由于目前普遍存在的婚育年龄逐渐增大的状况，观察3次妊娠均流产后才进行检查势必导致患者年龄偏大。因此，如果患者要求，在知情同意的前提下，未生育过正常孩子的患者，2次自发性流产，特别是早期自发性流产，也可开始进行相关检查，对已经生育过正常孩子者，仍应在3次流产之后再行相关检查。

1. **胚胎绒毛染色体核型检查** 大约40%以上的早期流产是由于胚胎本身的染色体异常造成的，这是由于精子或卵母细胞本身的异常，或在胚胎发育卵裂期发生染色体错配造成的。这些异常的发生为偶然因素，与夫妇双方的情况没有直接关系。因此，如果条件许可，任何情况下，即使是第一次发现胚胎停育后，均应进行胚胎绒毛染色体核型分析，以排除偶然散发因素造成的胚胎本身异常导致的流产。

2. **染色体核型分析** 夫妇外周血及胚胎染色体核型分析。RSA中3%~6%的胚胎父母（通常是女方）存在平衡的染色体重排，最常见的为相互易位或罗伯逊易位。

3. 对母体生殖道解剖结构有无异常的检查　可行子宫输卵管碘油造影或宫腹腔镜联合检查以除外下列情况,并给予相应治疗:

（1）先天发育异常。

（2）Asherman 综合征。

（3）宫颈功能不全的检查。

（4）其他:子宫肿瘤可影响子宫内环境,导致复发性流产。

4. 内分泌及代谢异常的检查　测基础体温了解有无黄体功能不足;激素测定包括垂体、卵巢、甲状腺、血糖测定;同型半胱氨酸、维生素 B_{12}、血清叶酸、红细胞内叶酸等。

5. 凝血功能　凝血功能检查、D- 二聚体等。

6. 生殖道感染　各种细菌、衣原体、支原体、病毒等的检测。主要包括弓形虫、巨细胞病毒的检查。但目前其与复发性流产的关系并不清楚。

7. 自身抗体检查　主要查抗磷脂抗体(APA——主要是狼疮抗凝因子和抗心磷脂抗体)。APA 至少检查 3 次,每次间隔 6 周,结果 2 次或 2 次以上阳性者才能确诊。

8. 同种免疫相关的特殊免疫学检查　如 HLA 抗原测定,但目前尚缺少足够的证据证实其有效性。

【处理】

1. 一次胚胎停育或自然流产为偶然事件,不需特殊检查或治疗;流产胚胎如果送检的绒毛染色体核型为非整倍体,下次为正常妊娠的可能性极大。

2. 两次自然流产,建议做超声、子宫输卵管碘油造影除外生殖道畸形;MRI 和宫腔镜相对昂贵和(或)有创。

3. 三次或三次以上或有畸胎史的患者,可检测夫妇双方的染色体,携带染色体易位者,妊娠后需作绒毛活检或羊穿。与自然受孕相比,现有的治疗(IVF 的移植前基因诊断)无明显优势,考虑到诊断的价格昂贵,可以选择不做。

4. 针对抗磷脂综合征和(或)易栓症的可使用小剂量阿司匹林(75mg/d)和(或)肝素,必须有明确诊断和用药指征。

5. 孕激素应用至 12~16 周或超声正常且超过前次流产孕周 1~2 周,首选地屈孕酮。

6. 重视基础病如免疫系统疾病、胰岛素抵抗、多囊卵巢综合征、高泌乳素血症、甲状腺功能异常等的诊治。

（邓　姗　田秦杰）

第十四章 妇科内分泌相关肿瘤

第一节 子宫内膜上皮内瘤变

【定义】

1979 年,Sherman 首先提出子宫内膜上皮内瘤变(endometrial intraepithelial neoplasia,EIN)的概念,他认为癌前病变是肿瘤样生长的,将子宫内膜样腺癌的癌前病变称为 EIN。2000 年至今,Mutter 等经过大量的统计学及形态计量学的研究,进一步发展了 EIN 的概念及诊断标准。他提出子宫内膜增生分为多克隆和单克隆两类,子宫内膜增生是多克隆增生,为机体对高雌激素状态的生理反应,而 EIN 是单克隆增生,有发展为癌的趋势,为Ⅰ型子宫内膜癌的癌前病变。EIN 是一种结合组织形态学、计算机形态测量、分子遗传学、细胞生物学以及临床随访资料等的新分类法中的诊断术语,对子宫内膜病变有更高的预测价值,但并未广泛采用,大致相当于病理学分类中的不典型增生。

【病因】

EIN 主要与无孕激素拮抗的雌激素过盛相关,发病相关因素与年龄、未生育、肥胖(脂肪组织中雄烯二酮的转化增多)、无排卵、息肉、多囊卵巢综合征、外源性雌激素、他莫昔芬、米非司酮、遗传因素、乳腺癌、不孕、内分泌功能性肿瘤（垂体瘤、卵巢颗粒细胞瘤及卵泡膜瘤）高血压及他莫昔芬（TAM）等有关。

【临床表现】

以异常子宫出血为主要表现，可表现为月经改变、不规则出血、经量增多、经期延长、经间出血以及绝经后出血等。

【诊断要点】

1. 首选宫腔镜下诊刮，常规取内膜送病理检查。
2. 超声、磁共振对子宫内膜病变亦有帮助。

【治疗原则】

1. 无生育要求者，子宫切除是标准治疗，绝经前患者是否切除卵巢尚有争议，绝经后不典型增生患者应行全子宫 + 双附件切除。

2. 有生育要求者，评估生育机会后，交代病变进展风险后，如患者同意，连续孕激素治疗 +B 超监测 + 定期刮宫病理监测。

3. 孕激素常用用药方案包括：甲羟孕酮 250mg 每天一次或两次；或甲地孕酮 160mg 每天一次或两次；或曼月乐（左炔诺孕酮宫内缓释系统）。

4. 有生育要求者内膜转化后尽快促孕，首选 IVF-ET。

第二节 具有内分泌功能的卵巢肿瘤

部分卵巢肿瘤具有特殊的分泌激素的功能，进而影响女性妇科内分泌功能,临床具有典型的症状和体征,肿瘤切除后则症状消失。其中最常见的是性索间质肿瘤。

【分类】

(一)性索间质肿瘤

1. 颗粒细胞 - 间质细胞肿瘤

(1)颗粒细胞瘤:成人型 / 幼年型。

(2)卵泡膜细胞瘤 - 纤维瘤型肿瘤:

1)卵泡膜细胞瘤:典型 / 黄素化。

2)纤维瘤。

3)富于细胞性纤维瘤。

4)纤维肉瘤。

5)间质肿瘤伴少数性索成分。

6)硬化性间质瘤。

7)间质黄体瘤。

8)未分类。

2. 支持细胞 - 间质细胞肿瘤(睾丸母细胞瘤)

(1)支持细胞瘤。

(2)支持 - 间质细胞瘤。

3. 环管状性索瘤。

4. 两性母细胞瘤。

5. 类固醇(脂质)**细胞瘤。**

6. 未分类。

按恶性程度分类:

1. **良性** 普通型泡膜细胞瘤,硬化性间质瘤,纤维瘤。

2. **潜在恶性** 部分卵泡膜细胞瘤,环管状间质瘤。

3. **恶性**　颗粒细胞瘤,多数睾丸支持间质细胞瘤。

（二）生殖细胞肿瘤

1. **无性细胞瘤**　一般无激素失调表现,当合并有其他合成激素的成分,如绒毛膜癌和性母细胞瘤时可分泌 hCG 导致性早熟或其他内分泌失调。

2. **卵巢原发性绒毛膜癌**　肿瘤分泌 hCG。

3. **具有分泌功能的畸胎瘤**

（1）卵巢甲状腺肿,5% 有甲亢症状。

（2）卵巢类癌:可分泌 5- 羟色胺等肽类激素,1/3 患者可有类癌综合征,面部潮红、血管功能紊乱、腹痛、腹泻、皮下水肿、支气管痉挛等。

（三）**具有酶活性的间质细胞瘤**

某些上皮性肿瘤也具有分泌作用,不是来自肿瘤细胞,而是其间质细胞所分泌。转移性肿瘤也可有类似情况,大多表现为雌激素升高,绝经后出血,子宫内膜增生,少数有男性化表现。

【临床表现】

以性索间质肿瘤为代表:

1. 卵巢部位实性占位为主,常见丰富的血流信号。

2. **明显的激素刺激征**　雌激素升高可伴有异常子宫出血和子宫内膜增厚及病变等,雄激素增加可出现男性化体征,如多毛、痤疮、喉结增大、阴蒂增大、嗓音变粗等。

3. 可有麦格综合征。

4. 绝大多数潜在恶性或低度恶性,具有晚期复发（10~20 年）的特点。

PART2

【激素特点】

1. 性激素特点

表 14-1 各肿瘤的激素特点

肿瘤组织类型	E	P	T
颗粒细胞瘤	++	+	±
泡膜细胞瘤	++	+	+
支持细胞	++		
间质细胞瘤			++
环管状细胞瘤	+	+	
间质硬化性瘤	+		+

2. 其他内分泌功能

（1）高血钙：卵巢透明细胞癌常引起高血钙。

（2）甲状腺功能亢进：卵巢恶性畸胎瘤产生促甲状腺激素。

（3）低血糖：卵巢纤维瘤及浆液性囊腺癌常合并低血糖，因肿瘤释放胰岛素样物质。

（4）多血症：某些卵巢肿瘤刺激血红蛋白合成。

（5）异位促性腺激素：卵巢畸胎瘤和绒癌可产生促性腺激素。

（6）异位泌乳素：卵巢畸胎瘤及绒癌可产生泌乳素。

【治疗原则】

根据肿瘤恶性程度和患者生育要求的不同，可行卵巢肿物切除、患侧附件切除、保留或不保留生育功能的卵巢肿瘤分期术，根据术后病理情况决定是否加用放疗或化疗。

第三节　恶性肿瘤与性激素治疗

一、口服避孕药

表 14-2　口服避孕药分级

分级	具备临床判断能力	临床判断能力有限
1	在任何情况下均可使用此种方法	使用
2	通常可以使用此种方法,但需要认真随访	
3	除非其他方法不能提供或不被接受,一般不推荐使用此种方法	不可使用
4	不能使用此种方法	

二、绝经激素治疗

1. 除了脑膜瘤、乳腺癌和子宫内膜癌外,没有证据显示 HRT 会增加其他肿瘤的复发率。

2. 子宫内膜癌的术后患者 HRT 的应用需要个体化的利弊分析,知情谨慎选择,医师通常选择期别较早,预后好的患者予以应用。

3. 乳腺癌目前仍被看做是 HRT 的绝对禁忌证。

4. 卵巢癌患者可以考虑使用 HRT。

5. HRT 与子宫颈癌间并不存在确认关联,但对于宫颈腺癌的处理类似于子宫内膜腺癌。

6. 外阴癌或阴道癌不是 HRT 的禁忌证。

PART2

表 14-2　口服避孕药分级（续）

情况	分级				说明 / 证据
	COC	P	R	CIC	
妊娠滋养细胞疾病					**证据**：对有关葡萄胎妊娠流产的证据平衡产后发现，COC 的使用者与未使用者相比，葡萄胎后滋养液细胞疾病的风险不增加，并且某些 COC 使用者的 hCG 水平回复得更迅速。与限的证据提示，与使用非激素类避孕方法或 DMPA 者相比，在对葡萄胎后滋养细胞疾病化疗期间，使用 COCs 对疾病的恢复和治疗没有明显影响
1. β-hCG 水平下降或无法测量量	1	1	1	1	
2. 能够持续监测 β-hCG 水平或恶性疾病	1	1	1	1	
宫颈上皮内瘤变（CIN）	2	2	2	2	**证据**：存在持续 HPV 感染的妇女，长期（≥5 年）服用 COCs 可能增加宫颈原位癌和浸润癌的风险。有限的证据显示，宫颈低度鳞状上皮内病变的妇女使用阴道环不加重病情

注：COC= 复方口服避孕药；P= 复方避孕贴剂；R= 复方阴道环；CIC= 复方避孕针

续表

情况	分级				说明/证据
	COC	P	R	CIC	
宫颈癌(等待治疗)	2	2	2	2	理论上复方激素避孕药的使用对现患疾病的预后影响有所顾虑。等待期间可以使用复方激素避孕药,一旦治疗后将使妇女绝育
乳腺疾病					**说明:** 1- 应尽早明确诊断 **证据:** 3- 存在乳腺癌易感基因(如 BRCA1 和 BRCA2)或乳腺癌家族史的妇女比没有者患乳腺癌的基线风险高,然而目前的证据并未提示存在乳腺癌家族史或乳腺癌易感基因的妇女患乳腺癌的风险会会因服用 COCs 而改变 乳腺癌是激素敏感性肿瘤,现正患病或近期患有乳腺癌的妇女,使用复方激素避孕药会使病情恶化
1. 未确诊的包块	2	2	2	2	
2. 良性乳腺疾病	1	1	1	1	
3. 乳腺癌家族史	1	1	1	1	
4. 乳腺癌					
(1) 现在患病	4	4	4	4	
(2) 曾患病且 5 年内无复发迹象	3	3	3	3	

PART2

PART2

续表

情况	分级				说明 / 证据
	COC	P	R	CIC	
子宫内膜癌	1	1	1	1	COCs 可降低子宫内膜癌发生的危险。在等待治疗期间,妇女可以使用 COCs、CIC、P 或 R。一般对这种情况的治疗会使妇女绝育
卵巢癌	1	1	1	1	COCs 可降低卵巢癌发生的危险。在等待治疗期间,妇女可以使用 COCs、CIC、P 或 R。一般对这种情况的治疗会使妇女绝育

注:本表摘录自《世界卫生组织的计划生育基石——避孕方法选用的医学标准》第 4 版

(邓 姗 田秦杰)

PART3 常用技术与药物

第十五章 | 妇科内分泌诊断方法与技术

第一节 病史与体格检查

一、病史采集

1. 年龄

（1）青春期：性发育异常、异常子宫出血、闭经。

（2）育龄期：异常子宫出血、不育。

（3）围绝经期：月经失调、绝经相关症状。

（4）绝经后期：绝经相关症状、老年性阴道炎、骨质疏松症。

2. 现病史 发病经过、治疗经过、检查、用药、疗效。

3. 月经史 初潮年龄、周期、经期、经量、有无痛经、末次月经和前两次月经情况。

4. 婚史 未婚(是否有性生活)、已婚(初婚、再婚)、同居、丧偶、离异。

5. 孕产史及避孕 孕产次、分娩方式、末次终止妊娠时间、避孕措施。

6. 既往史 妇科疾病(子宫肌瘤、盆腔炎、内膜异位症)；内分泌疾病(甲亢、甲低、糖尿病、肾上腺疾病)；其他疾病(腮腺炎、结核、阑尾炎手术等)。

7. 家族史 糖尿病、高血压病、家族遗传病等。

二、体格检查

1. **一般检查**　身高、体重、腰围、唇上下颌有无小须、乳周及脐下有无长毛、面部前胸后背有无痤疮、有无泌乳。

2. **第二性征发育**　乳房发育(Tanner Ⅰ~Ⅴ级)、外阴发育、阴毛(Tanner Ⅰ~Ⅴ级)、阴蒂大小、腋毛有无。

3. **妇科检查**

（1）外阴:阴毛分布、阴蒂大小、大阴唇融合情况。

（2）阴道:有无阴道、阴道通畅度、横隔、纵隔、斜隔。性发育异常患者须注意阴道和尿道是否分别独立开口。

（3）宫颈:闭锁、糜烂、息肉。

（4）子宫:位置、大小、软硬、活动。

（5）附件:包块、压痛。

（6）三合诊:有无宫骶韧带触痛结节。

第二节　基础体温测定

一、原理

基础体温(basal body temperature,BBT)是机体维持在最基本活动亦即静息情况下的温度,成年妇女受卵巢性激素的影响而波动。排卵后卵巢所分泌的孕酮作用于下丘脑体温中枢使基础体温升高 0.3~0.6℃,因此有正常排卵的妇女,在排卵前后因孕酮浓度的不同使基础体温发生相应变化,即卵泡期低水平而黄体期高水平的双相基础体温。

PART3

二、测定与记录方法

睡前甩到36℃以下;体温表放在枕边伸手就拿到的地方;睡眠6~8小时后立刻测量,不能起床、讲话、上厕所等各种活动;体温表放在舌下测量进行5~10分钟;记录月经出血、性生活、感冒、迟睡、失眠等影响体温的情况及用药情况。用普通水银体温计及专用的基础体温记录表格。

三、基础体温的临床应用及意义

具有正常排卵的育龄妇女的基础体温呈现特有的双相曲线规律,因此临床上可以此作为标准来诊断相应的月经失调疾病,同时可鉴别诊断是功能性还是器质性月经失调。

1. 掌握排卵期　可为避孕或为不育患者寻找易受孕期。

2. 了解卵巢功能　指导月经失调与不育的诊断和治疗。如月经失调是排卵型的还是无排卵型的;是否存在黄体功能不全等。

3. 鉴别功能性的月经失调与器质性病变　基础体温双相者,需排除阴道、子宫颈和宫腔的病灶。

4. 提高早早孕的诊断率和对预产期预测的准确性。

5. 观察不育症患者促排卵药物治疗后的效果。

第三节　阴道脱落细胞涂片细胞学检查

一、原理

阴道脱落细胞主要来自阴道上皮的鳞状细胞。阴道起源于副中肾管,其上皮对性激素敏感,对雌激素最敏感。最敏感的部位是在穹隆与阴道侧后壁,子宫颈外口水平线上。雌激素使上皮增生、细胞成熟。脱落细胞的成熟度被用作反映雌激素水平;孕激素的作用表现为脱落细胞的形态和细胞之间的关系上,如皱褶、堆聚等。

二、鳞状细胞的形态

正常成年女性的阴道黏膜由复层鳞状上皮细胞所覆盖,共分3层:底层、中间层和表层即功能层,后者为最成熟层。脱落细胞按成熟程度分类如下,并用顺序法在各个部位以数字表达之,例如成熟指数即为底层细胞数 / 中层细胞数 / 表层细胞数。

1. 表层细胞　多边形,细胞质较红染,细胞核致密,是最成熟的细胞。

2. 中层细胞　椭圆形、圆形或舟形,后者边缘色较深,细胞质较亮,细胞核常偏向一侧。

3. 底层细胞　细胞质蓝染,色深于中层细胞,细胞核位于细胞中心,呈网状。

三、评定雌激素影响程度的标准

雌激素主要使阴道黏膜上皮增生,致使脱落细胞

PART3

207

群中成熟细胞数量相应地增多,成熟指数右移,趋向于0/0/100,片上细胞分散,平坦,无卷边,背景清洁。

1. 轻度影响　表层细胞数在 20% 以下,为早期卵泡期的雌激素水平。

2. 中度影响　表层细胞数占 20%~60%,其低值接近卵泡期中期水平,其高值接近排卵期的雌激素水平。

3. 高度影响　表层细胞占 60% 以上,一般超过排卵期水平。

四、对卵巢功能低下的评价

1. 轻度低下　底层细胞少于 20%。

2. 中度低下　底层细胞占 20%~40%。

3. 高度低下　底层细胞 >40%。

五、取标本注意事项

1. 取材前 48 小时避免性生活、阴道冲洗或涂药。

2. 涂片未干前即放入 95% 以上的乙醇固定液。

3. 器械用具要消毒、清洁、干燥,尽量少用或不用润滑剂,以免细胞溶解或被破坏。

4. 制片时须注意厚薄均匀,不宜太厚而无法读片。

需连续读取片时,宜用同一种取样法,便于片与片之间的比较。

第四节 妇科内分泌激素测定及功能试验

一、妇科内分泌激素测定

（一）常用测定方法

1. **生物测定法** 是传统的测定方法，最早是根据未成熟动物的器官反应测定激素的生物活性，优点是直接反映激素的生物活性，缺点是定量测定常需大量的生物标本，且生物器官反应的差异性使精确度和灵敏度受限制。目前很少采用。

2. **免疫测定法** 具有高度的特异性和敏感性，是目前最常应用的方法。该法分两种：凝聚免疫法和标记免疫法。标记免疫测定法的灵敏度和特异性实现了微量和超微量测定。最早的标记是用放射性核素，称放射免疫分析法（radioimmunoassay，RIA），随着技术的更新发展，现在更多地采用非放射性免疫测定，根据标记的不同，分为荧光素标记的荧光免疫分析（fluoroimmunoassay，FIA）、化学发光物质标记的化学发光免疫测定（chemiluminescence immunoassay，CLIA）及酶联免疫测定法（enzyme immunoassay，EIA）。非放射性免疫测定无放射性核素污染的问题，而且 CIA 的发光标记物很稳定，样本用量很少，具高度灵敏度和可重复性，可检测到 $10^{-17\sim-16}$mol/L，因此优于 RIA，广泛的应用于临床检测。

（二）国际单位制的激素浓度表示法

在医学激素测定方面，根据能否得到精确测到的相对分子质量及能否得到纯化标准品，采用两种国际单位制（systeme international,SI）的浓度表示法。

1. **量浓度**（mol/L）"物质的量"的 SI 单位是摩尔（mol），即"质量"以克（g）计,等于相对分子质量或相对原子质量的量,体积基准单位统一用升（L）,以 mol/L 表示。旧制单位的质量浓度（mg/dl）向 SI 量浓度（mol/L）的转换,根据相对分子质量得出转换系数。将旧制浓度单位转换成国际单位制,乘以转换系数;将国际单位制转换成旧制单位的质量浓度则除以转换系数。几种常见妇科内分泌激素的转换系数:雌二醇（E_2）旧制单位（pg/ml）转换成国际单位制（pmol/L）系数为 3.67;孕酮（P）旧制单位（ng/ml）转换成国际单位制（nmol/L）系数为 3.18;睾酮（T）旧制单位（ng/ml）转换成国际单位制（nmol/L）系数为 0.0347。

2. **国际单位浓度**（IU/L）　妇科内分泌激素中的 FSH、LH、hCG 属于较难纯化的蛋白质激素,目前采用世界卫生组织 WHO 提供的标准参照制剂来测量。LH、FSH 的国际标准品参照制剂（international reference preparation,IRP）是从绝经妇女尿中提取的促性腺激素（HMG）,国际单位表示的是国际标准所确定重量中所具有的生物活性。LH、FSH 免疫测定结果则表示为每升国际单位（IU/L）。hCG 的 IRP 是从早孕妇女尿中提取的。

（三）妇科内分泌激素测定的临床应用

1. **类固醇激素**（雌、孕、雄激素）　妇科内分泌激素中的雌、孕、雄激素均属于类固醇激素,其基本结构是环戊烷多氢菲环,主要由卵巢分泌,肾上腺有少量分泌。雌二醇及睾酮在循环中大部分与性激素结合蛋白结合,少部分与白蛋白疏松结合,仅 1% 游离;孕激素及皮质醇与皮质醇结合蛋白结合。激素的生物活性取决于游离形式的激素；免疫测定的是激素的总浓度，即结合加游离部分。测定游离的睾酮、雌二醇及皮质醇则需要特殊方法，十分复杂，目前临床上较少应用。

（1）雌激素：雌激素包括雌二醇（estradiol，E_2）、雌酮（estrone，E_1）和雌三醇（estriol，E_3）。雌三醇是 E_2 和 E_1 的代谢产物。绝经前及绝经后循环中雌激素的来源和种类不同，绝经前雌激素主要来源于卵巢，分泌量取决于卵泡的发育和黄体功能。绝经后雌激素主要是 E_1，且基本上来自雄烯二酮的外周转化，E_1 水平约为 110pmol/L（30pg/ml），E_2 约为 55pmol/L（15pg/ml），E_2 来自 E_1 的转化。

目前临床上通过测定 E_2 来了解卵巢功能。E_2 为青春期启动及诊断性早熟的激素标志之一，也是评价卵巢功能的重要激素指标之一，妇科内分泌的各种疾病基本都涉及 E_2，是诊断治疗妇科内分泌疾病的重要激素。临床上主要测定 E_2 水平。

（2）孕激素：循环中孕激素包括孕酮和 17-羟孕酮。孕酮具生物活性，17-羟孕酮无生物活性。孕酮主要产自卵巢和胎盘，少量由肾上腺分泌，青春期前、绝经后期及育龄期月经周期的卵泡期血浆中水平均在免疫测定敏感度的低限 <3.2nmol/L。卵巢肾上腺分泌各占 1/2。排卵后黄体产生大量孕酮，血浓度迅速上升；在月经周期中期 LH 峰后 6~8 天，血浓度达高峰，为 16~64nmol/L，月经前 4 天逐渐下降到卵泡期水平。临床上主要测定孕酮，用于判断有无排卵及评估黄体功能。

（3）雄激素：女性循环中主要有 4 种雄激素，即睾酮（T）、雄烯二酮（A）、脱氢表雄酮（DHEA）和它的硫酸盐（DHEAS）。睾酮的雄激素活性最高，约为雄烯二酮的 5~10 倍，为 DHEAS 的 20 倍。绝经前卵泡分泌的睾酮占循环中总量的 50%；由雄烯二酮的外周转化占 50%。女性血浆睾酮水平在 0.7~2.1nmol/L，大约 70% 睾酮在血液中与 SHBG 结合，呈游离形式 <2%，余均与白蛋白结合。绝经后妇女，肾上腺是产生雄激素的主要部位，产生的睾酮和雄烯二酮分别占循环中总量的 1/2 和 2/3，其余部分来自卵巢间质和门细胞。绝经后妇女睾酮、雄烯二酮、脱氢表雄酮和 DHEAS 的水平约为绝经前的 1/2。临床主要测定血清中的总睾酮，总睾酮是某些月经失调及高雄激素体征，如多毛、痤疮及阴蒂增大、音调变粗、肌肉发达等的病因诊断和鉴别诊断的重要检查内容。

2. 肽类激素

（1）促性腺激素：促性腺激素包括 FSH、LH 和胎盘分泌的 hCG。均为糖蛋白激素，由 α 亚基和 β 亚基组成，具有很强的免疫活性。现多采用单克隆抗体的免疫测定，避免了糖蛋白激素因 α 亚基相同在采用多克隆抗体测定时的交叉免疫反应。FSH 和 LH 的分泌呈双相型，即较稳定的基础分泌伴特发性脉冲分泌；LH 的脉冲分泌约为 90~120 分钟一次，而 FSH 脉冲波动较小。正常月经周期的卵泡期 FSH 和 LH 浓度分别波动在 10IU/L 和 20IU/L 以下；排卵前的短时间，由于大量 E_2 的正反馈，FSH 和 LH 出现一个分泌峰；LH 上升的幅度约为卵泡期基础水平的 8 倍以上，而 FSH 上升峰值明显低于 LH，很少超过 30IU/L。排卵后，循环中的 FSH 和 LH 处于低水平。FSH 和 LH 的测定对于青春期启动的判断、鉴别中枢性或卵泡性性腺功能低下闭经以及预测排卵等具有重要意义。

（2）催乳素：催乳素（prolactin，PRL）主要由垂体的催乳素细胞分泌。其生物活性主要功能为生乳作用，其免疫活性即免疫测定的 PRL 水平与其生物学作用不一定平行，如 PRL 正常者有溢乳，而高 PRL 者可无溢乳。非妊娠期的 PRL 正常水平为 10~25pg/L，PRL 的测定常用于诊断高 PRL 血症的月经失调或生殖功能障碍及多毛症病因的鉴别等。溢乳症者应常规检查 PRL。

二、妇科内分泌功能试验

（一）GnRH 兴奋试验

检查垂体 LH 及 FSH 的储备功能。方法：静脉注射 GnRH 100μg（10 肽），在注射前及注射后 30~60 分钟取血 2ml，测定 FSH 及 LH 水平。结果判断：正常反应：注入 GnRH 后，LH 值上升，比基础值升高 2~3 倍，FSH 高峰值可比基础值升高 2~3 倍。过度反应：LH 在高峰值比基础值升高倍数大于 5 倍，多囊卵巢综合征患者多出现活跃反应。延迟反应：高峰出现时间向后延迟。多见于下丘脑性闭经。因垂体长期缺乏下丘脑刺激，造成垂体反应迟钝，可引起反应延迟，但也可正常。无反应或弱反应：高峰值达不到正常限，多见于垂体功能减退患者，如席汉综合征、垂体手术或放射治疗后、垂体功能受损伤者。

（二）氯米芬试验

氯米芬是一种弱雌激素药物，可与内源性雌激素竞争雌激素受体，有抗雌激素作用，可刺激 GnRH 及促性腺激素增多。方法是从月经第 5 天开始,口服氯米芬 50~100mg/d,共 5 天。在服药前及服药后测定血清 FSH 和 LH 值。在服用氯米芬第 5 天时,血 FSH、LH 升高,达高峰值,可分别增加 50%、80%,停药后 FSH、LH 水平下降。

第五节　骨密度测定

一、定义及测定意义

1. **定义**　单位面积的骨矿含量,用 g/cm^2 表示。

2. **意义**　骨质疏松为一种代谢性骨病,以骨量减少和骨组织微结构退变为特点。骨密度测量是目前最有效的诊断骨质疏松的放射性检查方法。

二、骨密度测量的方法

目前主要有下列几种非创伤性骨密度测量方法:平片骨密度仪(radiographic absorptiometry,RA)、单光子(single photon absorptiometry,SPA)、单能 X 线(single X-ray absorptiometry,SPA)、双光子(dual photon absorptiometry,DPA)、双能 X 线(dual X-ray absorptiometry,DXA)、定量 CT(quantitative computer tomography,QCT)和定量超声(quantitative ultrasound,QUS)。临床常用的骨密度测量方法是 DXA。

DXA 是通过 X 线源放射两种不同能量的射线,因 X 线球管的辐射量明显多于放射性核素,且散射量较少,故可明显缩短扫描的时间,提高空间分辨率,改善测量的精确性。DXA 主要测量腰椎正位、腰椎侧位、股骨（包括 Neck、Ward、Troch）及全身骨量，结果以 g/cm^2 表示。

三、骨密度测量的临床应用

1. 诊断骨质疏松　如何根据 DXA 测量的骨密度结果诊断骨质疏松，首先要清楚两个概念，T 分值和 Z 分值是诊断骨质疏松的依据。T 分值是相对于同一性别青年人的平均值（即骨峰值），可用标准差（SD）和百分比表示。Z 分值是指与性别、年龄相匹配的人群的平均值相比，也可用 SD 和百分比。目前基本采用的是世界卫生组织（WHO）的标准，该标准定义 T 分值不低于正常青年人的平均值（即骨峰值）以下一个标准差为"正常"；而 T 分值低于正常青年人的平均值一个标准差，但在 2.5 个标准差以内为"骨量减少"；T 分值低于正常青年人的平均值 2.5 个标准差为"骨质疏松"；T 分值低于 2.5 个标准差并有一处或多处骨质疏松性骨折时为"严重骨质疏松"。

2. 预测骨折。

3. 监测骨密度随时间的变化及骨质疏松治疗的疗效监测。

（王含必　陈　蓉）

第十六章 | 妇科内分泌手术与操作

第一节 子宫内膜活检术

【适应证】

1. 不育检查,了解子宫内膜周期变化和卵巢黄体功能。现已极少用。

2. 怀疑子宫内膜结核、内膜病变和内膜癌。

【禁忌证】

1. 生殖道急性/亚急性炎症期。

2. 体温大于 37.5℃者。

3. 怀疑妊娠者。

【术前准备】

1. 核对月经、阴道清洁度和术前检查。

2. 排空膀胱,测试体温。

3. 盆腔检查后冲洗外阴。

4. 高度怀疑内膜结核者,术前 3 天给予链霉素治疗。

【操作方法及程序】

1. 消毒后宫颈钳钳夹宫颈前唇上方,探针探宫腔深度和方向。

2. 用取内膜刮匙沿宫腔方向进入宫腔,自两侧宫角处各取内膜一条。

3. 标本甲醛固定,注明标本来源后,送检。

【注意事项】

1. 操作中病人出现腹痛等异常情况,立即停止操作,放低头部,肌注阿托品,并向上级医师汇报。

2. 有严重内科等疾患者,术中应密切观察反应。

3. 内膜活检大有为宫腔镜检查之势,但同样需要注意的是,高度怀疑内膜结核者,术前应给予抗结核治疗,否则有促进播散之虞。

【术后处理】

1. 填写手术记录,记录操作和病人情况。

2. 酌情给予抗生素。

3. 病理申请单上注明末次月经、月经周期和病史。

4. 术后禁止盆浴和房事 2 周。

第二节　子宫输卵管造影术

【适应证】

1. 了解输卵管是否通畅及其形态、阻塞部位。

2. 了解宫腔形态,确定有无子宫畸形及类型,有无宫腔粘连、子宫黏膜下肌瘤、子宫内膜息肉及异物等。

3. 内生殖器结核非活动期。

4. 不明原因的反复流产。

5. IVF 前排除输卵管积水。

【禁忌证】

1. 内、外生殖器急性或亚急性炎症。

2. 严重的全身性疾病，不能耐受手术。

3. 妊娠期、月经期。

4. 产后、流产、刮宫术后 6 周内。

5. 碘过敏者。

【术前准备】

1. 造影时间以月经干净 3~7 天为宜，本周期禁性生活。

2. 做碘过敏试验。

3. 术前 30 分钟肌内注射阿托品 0.5mg 解痉。

4. 术前排空膀胱，便秘者术前行清洁灌肠，以使子宫保持正常位置，避免出现外压假象。

【操作方法】

1. **设备及器械**　X 线放射诊断仪、子宫导管、阴道窥器、宫颈钳、长弯钳、20ml 注射器。

2. **造影剂**　目前国内外均使用碘造影剂，分油溶性与水溶性两种。油剂（40% 碘化油）密度大，显影效果好，刺激小，过敏少，但检查时间长，吸收慢，易引起异物反应，形成肉芽肿或形成油栓；水剂（离子型泛影葡胺和非离子型优维显等）吸收快，检查时间短，但子宫输卵管边缘部分显影欠佳，细微病变不易观察，有的患者在注药时有刺激性疼痛。

3. 操作步骤

（1）术前约 30 分钟肌注阿托品 0.5mg，预防痉挛。

（2）患者取膀胱截石位，检查子宫位置及大小。

（3）常规消毒外阴、阴道，铺无菌巾。

（4）以阴道窥器扩张阴道，充分暴露宫颈，再次消毒宫颈及阴道穹隆，用宫颈钳钳夹宫颈前唇，探针探查子宫方向及大小。

（5）将 40% 碘化油充满导管，排出气体，沿宫腔方向将其置入宫颈管内，徐徐注入碘化油，在 X 线透视下观察碘化油流经输卵管及宫腔情况并摄片。

（6）24 小时后再摄盆腔平片，以观察腹腔内有无游离碘化油。若用水溶性造影剂，应在注射后 0.5~1 小时摄片，观察造影剂流入盆腔情况。

【结果评定】

1. 正常子宫、输卵管宫腔呈倒三角形，双侧输卵管显影形态柔软，24 小时摄片盆腔内见散在造影剂，涂抹均匀。

2. 宫腔异常　子宫内膜结核的子宫失去原有的倒三角形态，内膜成锯齿状不平；子宫黏膜下肌瘤或宫腔息肉等宫腔占位性病变时可见宫腔充盈缺损；子宫畸形有相应显示。

3. 输卵管异常　输卵管结核显示输卵管形态不规则、僵直或呈串珠状，有时可见钙化点；输卵管积水见输卵管远端呈气囊状扩张；延迟片未见盆腔内散在造影剂，说明输卵管不通；输卵管发育异常，可见过长或过短的输卵管、异常扩张的输卵管、输卵管憩室等。

【注意事项】

1. 碘化油充盈宫颈导管时必须排尽空气,以免空气进入宫腔造成充盈缺损,引起误诊。

2. 宫颈导管与宫颈外口必须紧贴,以防碘化油流入阴道内。

3. 宫颈导管不要插入太深,以免损伤子宫或引起子宫穿孔。

4. 注碘化油时用力不可过大,推注不可过快,防止损伤输卵管。

5. 透视下发现造影剂进入异常通道,同时患者出现咳嗽,应警惕发生油栓,立即停止操作,取头低脚高位,严密观察。

6. 造影后2周禁盆浴及性生活,可酌情给予抗生素预防感染。

7. HSG损伤小,能对输卵管阻塞作出较正确诊断,准确率可达80%左右。

8. 造影后6~12个月内是较容易妊娠的时间,因此也具有一定的治疗作用,但反复造影并不可取。

第三节　宫腔镜手术

一、宫腔镜检查术(hysteroscopy)

【适应证】

1. 异常子宫出血。

2. 绝经后出血。

3. 怀疑宫腔内占位性病变,如息肉、肌瘤。

4. 怀疑子宫畸形,如单角子宫、子宫纵隔等。

5. 宫腔粘连。

6. 检查不孕症的子宫因素。

7. 检查习惯性流产和妊娠失败的宫颈管及子宫原因。

8. 诊断和纠正节育器位置异常。

9. 检查与妊娠有关的疾病　如不全流产、胎盘或胎骨残留。

10. 宫腔镜手术后的疗效观察。

11. 经宫腔镜放置输卵管镜检查输卵管异常。

12. 评估药物对子宫内膜的影响。

【禁忌证】

宫腔镜作为一种检查方法并无绝对的禁忌证,但是在某些情况下如患者的身体状况、术者的操作经验或仪器设备的工作性能等会限制对宫腔镜的使用,称之为相对禁忌证如下:

1. 全身状况

(1)体温达到或超过 37.5℃时,暂缓手术。

(2)严重的心、肺、肝、肾等脏器疾患,难以适应宫腔镜检查等手术操作者。

(3)血液系统疾病无后续治疗措施。

2. 盆腔情况

(1)急性或亚急性生殖器炎症。

(2)生殖系统结核未经抗结核治疗。

(3)近期子宫穿孔史。

(4)子宫大量出血。

(5)宫颈过硬,难以扩张;宫颈过度狭小难以膨宫影响观察。

（6）浸润性宫颈癌。

3. 早孕　欲继续妊娠者,行宫腔镜检查可能会导致流产。

【术前准备】

1. 常规检查　包括全身及局部的检查。

（1）一般情况除外心、肝、肾等重要脏器的疾病,检查血、尿常规。

（2）妇科常规检查除外生殖器系统炎症,盆腔 B 超筛选妇科疾病。

2. 检查时间　检查时间的选择除特殊情况外,一般以月经净后 5 天为宜。此时子宫内膜为增生早期,子宫内病变容易暴露,观察效果满意。对不规则出血的患者在止血后任何时间都可检查。在出血期如有必要检查,应酌情给予抗生素后进行。

【术后处理】

1. 抗生素　常规检查无子宫出血的病例,一般无需抗生素治疗。但对阴道不规则出血或检查时间较长的患者,应给抗生素预防感染,并针对原发病进行处理。

2. 休息　术后数天可有少量出血,一般无需处理。可酌情休息 3~5 天。

3. 术后禁止性生活 2 周。

【并发症及处理】

见宫腔镜治疗术。

二、宫腔镜治疗手术（hysteroscopic surgery）

【适应证】

除恶性肿瘤外几乎所有的宫腔内异常病变,均可在宫腔镜下进行治疗。

1. 异常子宫出血 导致异常子宫出血的病因分为 PALM-COEIN 两大类。

（1）卵巢排卵障碍性异常子宫出血：因卵巢不排卵或黄体功能不足导致子宫内膜增殖肥厚，不规则剥脱而导致的异常子宫出血，如无生育要求，可在宫腔镜直视下切除子宫内膜的底层及部分浅肌层，以防止其再生而达到治疗目的。

（2）器质性子宫出血：最常见的病变为黏膜下子宫肌瘤、子宫内膜息肉等，可行相应的肌瘤或息肉切除术。

2. Asherman 综合征 在宫腔镜直视下对子宫腔粘连进行分离，可避免因盲目操作而导致的子宫损伤及手术的不彻底。

3. 子宫畸形 因子宫畸形而导致的习惯性流产，如子宫纵隔等。

【手术类型】

目前经宫腔镜较常作的手术有：

1. 子宫内膜切除术（transcervical resection of the endometrium，TCRE）。

2. 黏膜下子宫肌瘤切除术（transcervical resection of the myoma，TCRM）。

3. 子宫内膜息肉切除术（transcervical resection of the polyps，TCRP）。

4. 子宫纵隔切除术（transcervical resection of the septum，TCRS）。

5. 宫腔粘连分解术（transcervical resection of the adhesions，TCRA）。

PART3

6. 宫内胚物切除术（transcervical resection of the embryons, TCREm）。

7. 宫颈病变切除术（transcervical resection of the cervix, TCRC）。

【禁忌证】

1. 肝、肾等重要脏器功能的失代偿期，不能耐受手术的打击。

2. 血液病等凝血系统功能障碍。

3. 生殖系统感染的急性期。

4. 生殖器官恶性肿瘤。

5. 宫颈狭窄、瘢痕等，不能充分扩张者。

6. 手术当天体温超过 37.5℃，血常规检查不正常者，应暂停手术。

【术前准备】

由于子宫电切镜外径较粗，多在 8~10mm 左右，术前应尽量软化宫颈，扩张宫颈管，减少术中并发症。余术前准备同宫腔镜检查术。

【术后处理】

1. 给抗生素预防感染，并针对原发病进行处理。

2. 术后数天可有少量出血，一般无需处理。可酌情休息 1 周。

3. 术后禁止性生活 2 周。

【并发症及处理】

1. **损伤** 宫颈裂伤多见于使用宫颈钳钳夹宫颈撕脱或用 Hegar 扩宫器暴力扩张宫颈时。子宫穿孔，发生率约 0.1%，子宫峡部穿孔可能会造成一个假通道，多发生在探针探宫腔和扩张宫颈时，一旦发现进入腹腔，应立即停止操作，并严密观察患者的一般状况及生命体征。有条件的及时经腹腔镜进行子宫损伤处修补。

2. **出血**　多见于强制扩张宫颈管后,损伤局部小血管造成不必要的出血而影响观察视野。

3. **膨宫介质进入血液**　有报道在宫腔镜手术时,约(820 ± 80)ml 的膨宫介质进入血液循环。如短期内膨宫气体或液体经子宫肌壁间血管或淋巴管大量进入血液,有可能导致严重的并发症(水中毒)。

4. **感染**　患者生殖系统急慢性炎症未治愈;器械和敷料消毒不严格;操作过程中无菌观念不强。

5. **CO_2 宫腔镜检查时可能发生的并发症**

(1)气栓:操作时间过长,宫腔内灌注量过大,则可能发生 CO_2 气栓症状,如气急、胸闷、呛咳等,此时则应立即停止操作,并给予吸氧和静脉注射地塞米松 5~10mg 等对症治疗。

(2)腹胀、肩痛:多见于操作时间长。

6. **心脑综合征**　由于扩张宫颈和膨胀宫腔而导致迷走神经张力增高,引发的迷走神经综合征。临床可出现头晕、胸闷、流汗、恶心、呕吐、面色苍白、脉搏和心率减慢等症状,其表现与一般人工流产吸宫术时发生的情况相同。此时可注射阿托品(若脉搏 <60/min,应静脉注射阿托品 0.5~1mg;脉搏 >60/min,则肌内注射阿托品 0.5~1.0mg。必要时予以吸 O_2 等对症处理,暂停手术,待一般情况好转、脉搏增快后再继续操作。

7. **过敏反应**　多见于液体膨宫。

8. **罕见并发症**　一过性失明;死亡;肺栓塞。

第四节　腹腔镜手术

【检查适应证】

1. 慢性盆腔疼痛。

2. 不明原因的不育。

3. 盆腔包块的鉴别。

4. 腹腔内出血或腹水。

5. 急腹症的鉴别。

6. 子宫内膜异位症的诊断、分期、治疗及药物治疗后疗效的评估。

7. 卵巢恶性肿瘤的分期或二次探查。

8. 内生殖器畸形的诊断。

9. 宫腔镜或其他宫腔内操作的监视。

10. 腹腔内异物的检查如迷路的宫内节育器或其他异物。

11. 试管婴儿手术前的估价。

【治疗适应证】

1. 妇科急诊手术　宫外孕、黄体破裂、卵巢囊肿扭转、急性盆腔炎及盆腔脓肿或其他急腹症。

2. 卵巢良性肿瘤　成熟畸胎瘤、单纯囊肿、上皮性肿瘤等。

3. 输卵管开窗、造口、整形或切除术。

4. 子宫内膜异位症　腹膜型子宫内膜异位症、卵巢子宫内膜异位囊肿及直肠子宫陷凹结节。

5. 子宫病变　子宫肌瘤、子宫腺肌症、宫颈病变、子宫内膜病变等。

6. 盆腔重建手术　Cooper 韧带悬吊术、人工阴道成形术、盆底组织修补术、子宫或阴道残端悬吊术等。

7. 妊娠合并持续性卵巢囊肿或卵巢囊肿扭转。

8. 妇科早期恶性肿瘤如子宫内膜癌、宫颈癌及卵巢癌。

9. 其他　多囊卵巢囊肿打孔术、绝育术、子宫穿孔修补及腹腔镜下辅助生育技术如卵细胞的收集及输卵管内配子移植术。

【禁忌证】

1. 严重的心血管疾病或肺功能不全。
2. 凝血功能障碍、血液病。
3. 膈疝。
4. 结核性或弥漫性腹膜炎史、多次腹部手术史、肠梗阻史、过胖或过瘦为相对禁忌证。

【术前准备】

1. 常规准备　血尿常规、肝肾功能及血电解质、肝炎病毒及抗体、出凝血时间、凝血酶原时间及活动度、艾滋病抗体、梅毒血清学检查、血型、Rh 因子、心电图、胸片及超声波检查。

2. 必要时可进行超声心动图检查、血气分析及肺功能检查。

3. 皮肤准备　主要是脐部的清洁,腹部及外阴皮肤可不备皮。

4. 阴道准备　术前 1 天阴道冲洗 1 次。

5. 肠道准备　术前 1 天晚灌肠 1 次。

PART3

【术后处理】

1. 手术后当天可进水,次日则根据手术大小可进流食、半流食或普食。

2. 手术后当天或次日可拔除导尿管。

3. 术后适当应用预防性抗生素。

【基本手术操作】

(一)麻醉

首选全麻,诊断性腹腔镜亦可用局麻。

(二)术前放置导尿管

(三)基本操作步骤

1. 常规消毒腹部及外阴、阴道,铺治疗巾。

2. 放置举宫器,使子宫固定为前位,并在术中根据需要活动。

3. 第一切口选择 于脐孔下缘纵行或横行切开皮肤及皮下组织。

4. Veress 气针穿刺 检查 Veress 气针弹簧完好、通气塞灵活后,于脐孔切口将 Veress 气针插入腹腔。

5. Veress 气针进入腹腔的客观指标。

(1)Veress 气针穿过腹直肌前鞘及腹膜时有落空感。

(2)负压试验(hiss test):提高腹壁时,空气自 Veress 气针进入发出嘘嘘声。

(3)滴注试验(drop test):将注射器固定于 Veress 气针上,上提腹壁,注射器内的生理盐水因为负压而快速流入腹腔。

(4)抽吸试验(aspiration test):将装有生理盐水的

注射器接于 Veress 气针上,如果气腹针位置正确,则抽吸容易且无内容物吸出,如果吸出肠内容物或血液,则气腹针插入相应的器官中。

（5）充气机压力指示（quadro test）:重要参数包括腹腔内压力,进气速度及进气总量。如果充气开始时腹腔内压力 <5mmHg,则表明气腹针位置良好。

6. 充气完毕,拔除 Veress 气针,于脐孔切口置入 10mm 或 11mm 直径的套管针（Trocar）,Trocar 需按"Z"字形插入。穿刺时可用右手持 Trocar,左手提起腹壁,勿用力过猛。通过腹直肌前鞘及腹膜时亦有落空感。

7. 拔除针芯,将腹腔镜插入腹腔。此时将病人从平卧位转为头低脚高位。

8. 辅助 Trocar 的插入　在左右侧下腹脐部与髂前上棘连线的外 1/3 处按需要置入 5mm 或 10mm 的 Trocar,必要时可在耻骨联合上方放置第四 Trocar。

9. 再根据病情进行各种手术操作。

【并发症及其防治】

（一）腹腔镜手术的特殊性
1. 手术视野受二维影像的限制。
2. 气腹的应用。
3. 能量器械的使用。
4. 手术操作的一定难度及限制。
5. 并发症的发生有一定的不可预测性。
6. 并发症的及时诊断及处理有一定的困难性。
（二）腹腔镜并发症的分类
1. **腹腔镜特殊并发症**　包括穿刺并发症、气腹相关并发症以及能量器械相关并发症。

2. 手术相关并发症 包括血管损伤、膀胱输尿管损伤以及胃肠道的损伤等。

3. 其他并发症 包括麻醉并发症、神经损伤、切口疝等。

（三）防止措施

1. 麻醉 全麻为首选,术中监测生命体征。

2. 体位 采取膀胱截石位或平卧分腿位,避免肢体受压,保持尿管通畅。

3. 掌握穿刺技术,避免穿刺损伤。

4. 术中正确使用能量器械。

5. 注意盆腔器官的解剖关系,特别是粘连严重时。

6. 手术操作时要注意腹腔镜视野的特殊性即二维空间。

第五节 性分化与发育异常的相关手术

一、性腺切除术

【适应证】

含有 Y 染色体或 *SRY* 基因的社会女性患者。真两性患者选择社会性别后,切除与之不符的性腺。

【禁忌证】

与社会性别相同的性腺尚有功能。

【术前准备】

1. 评估性腺的激素水平。

2. 评估性腺的位置,以决定手术入路。

【手术要点】

1. 探查盆腔,寻找和辨认异常的性腺:发育异常的性腺表现为条索状或睾丸状。睾丸状性腺重点探查腹股沟管内环出口,尝试牵拉通入其内的精索。条索状性腺应循着发育不全的幼稚子宫和纤细的输卵管寻找和辨认白色细条索的性腺组织。

2. 分离性腺周围粘连,暴露游离性腺。条索状性腺的切除类似女性的附件切除。对于发育不全的睾丸,从腹股沟管中钳夹钳出,直至将精索拉出,电凝并切断米勒管残迹、精索系膜和骨盆漏斗韧带。

3. 腹股沟管内口的破损腹膜可以用钛夹闭合或可吸收线缝合,或者防粘连膜覆盖,以防发生腹股沟疝。

4. 子宫应予保留,以期将来能够发育并有月经来潮,甚至有借卵辅助生育的可能。

5. 取出性腺后,应仔细检查是否完整,并缝线标记。

【术后处理】

1. 腹腔镜手术属一类切口,不需要预防性使用抗生素。

2. 常规给予生理量雌激素补充治疗,待子宫出血后定期加用孕激素。

二、保留神经血管的阴蒂整形术

阴蒂(clitoris)位于两侧小阴唇之间的顶端,是两侧大阴唇的上端会合点。是一个圆柱状的小器官,被阴蒂包皮包绕,长约 1.5~3.5cm。有丰富的静脉丛,又有丰富的神经末梢,感觉敏锐,是一性敏感器官,对达到和维持满意的性欲、性高潮具有重要的作用,故已摒弃以往的简单阴蒂切除术,而改为保留血管神经的阴蒂整形术。

【适应证】

1. 外生殖器发育异常,阴蒂增大,愿意或要求按女性生活。

2. 经治疗,雄激素控制达正常女性范围;或在切除男性性腺同时,行外阴整形。

【禁忌证】

1. 病因诊断不明确。

2. 雄激素水平控制不满意。

【术前准备】

患者前一天外阴冲洗备皮。

【操作方法及程序】

1. 入手术室后,患者膀胱截石位,行全麻或连续硬膜外麻醉。

2. 常规外阴消毒、铺巾,留置导尿管。

3. 皮针缝合阴蒂包皮前缘正中,留做标记。

4. 用消毒的牙签蘸亚甲蓝画出预切除的背部包皮(如小阴唇形成满意),欲行小阴唇成形术时沿正中画一条由包皮边缘至根部的直线。

5. 100ml 生理盐水中加入 4 滴去甲肾上腺素,经皮下注射以减少出血。

6. 沿画线切开皮肤和表皮,游离皮下脂肪组织,暴露阴蒂海绵体。使用蚊式钳贴近海绵体侧方中部,向耻骨联合钝性暴露、分离、游离海绵体,并游离背部的血管神经丛,避免损伤。

7. 在靠近耻骨联合的海绵体分叉脚部切断海绵体,结扎缝合。

8. 游离海绵体的头部,在靠近头端分两部分结扎、切断、切除、缝扎海绵体,避免损伤背部的血管神经丛。

9. 检查耻骨联合处海绵体断端,仔细止血。将缝扎的海绵体残端"种"在贴近耻骨联合的筋膜上,与海绵体的另一断端相对应吻合。

10. 如阴蒂头仍大,可行底部对称的三角形切除,缩小阴蒂头,必要时可去除阴蒂头的部分组织,以进一步缩小阴蒂头部。

11. 以阴蒂边缘中点为指引,使用 3/0 或 4/0 可吸收线间断缝合阴蒂周围皮肤。可使用阴蒂包皮进行小阴唇成形。如阴蒂周围间隙大,可放置皮片引流。

PART3

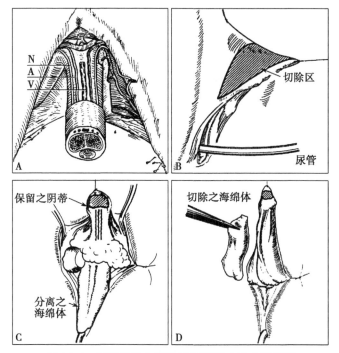

图 16-1　保留神经血管的阴蒂缩短术手术示意图

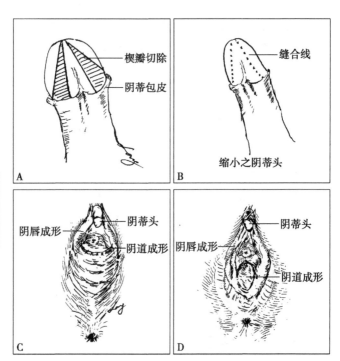

图 16-2　阴蒂头缩小术（A~B）和阴道后联合切开成形术（C~D）

【术中注意】

1. 阴蒂是最重要的性敏感部位。阴蒂，特别是阴蒂头，布满了神经末梢。女子的阴蒂相当于男子阴茎，阴蒂头相当于龟头。故已摒弃以往的简单阴蒂切除术，而改为保留血管神经的阴蒂整形术。

2. 术前应设计好手术方式，是否行小阴唇成型，阴蒂头是否需缩小，做到心中有数。

3. 手术时，要尽量远离背部血管神经丛，从海绵体中部游离海绵体体部，可使用皮片将背部血管神经丛游离提起，与海绵体体部分离，避免背部血管神经丛损伤。

4. 阴蒂海绵体侧方也有皮下小血管,应严格止血,否则术后易有血肿形成。海绵体内部有深动脉,切断、结扎海绵体时,应扎紧,防止出血。

【术后处理】

1. 保留尿管 2~3 天,以避免小便时因怕疼痛而不敢小便。

2. 局部疼痛可对症处理。

3. 局部渗血可局部使用止血药,压迫止血。

4. 术后第二天可下地,每天会阴冲洗两次,大便后冲洗。

5. 术后常规广谱抗生素预防感染。

6. 术后一个月内禁止性生活。

三、会阴体后联合切开术

【适应证】

先天性肾上腺皮质增生症的患者因雄激素过高,除外阴常有阴蒂增大外,还常伴有后联合抬高,后者遮挡阴道外口,在婚育期可导致性交困难。

【手术要点】

1. 将抬高的后联合纵切至处女膜缘。

2. 用可吸收线横向间断缝合会阴体两侧的皮肤和黏膜。

3. 探查阴道,留置油纱卷在阴道外口,1~2 天后取出。

【术后处理】

会阴冲洗 2 次 / 天,加便后冲洗。

（邓　姗　田秦杰）

第十七章 | 妇科内分泌常用药物

第一节 性 激 素

性激素分三大类,即雌激素、孕激素和雄激素,都属于类固醇激素。它的主要来源是卵巢,少量来自肾上腺。性激素的主要生理作用是促进和支持第二性征的发育,并作用于生殖器官,控制其周期性功能变化。雌激素可促进内外生殖器发育,促进内膜增殖,孕激素是排卵后的主要作用激素,也是妊娠不可缺少的支持激素;雄激素对女性性毛发育和性欲都有重要的作用。女性激素还有丰富的非生殖功效,如雌激素可促进骨骼的生长和加速骨骺的愈合,还参与脂肪代谢和神经系统的调节等。

一、雌激素制剂

雌激素是妇科内分泌的核心药物,很多疾病会应用雌激素治疗,雌激素制剂从结构分主要包括有天然雌激素、合成雌激素;从用药途径分有口服雌激素、注射类雌激素制剂以及外用雌激素(经皮雌激素、经阴道雌激素制剂)。

表 17-1　常用雌激素制剂

口服	天然雌激素	戊酸雌二醇(补佳乐)
		结合雌激素(倍美力)
		17β-雌二醇

续表

口服	合成雌激素	己烯雌酚(乙烯雌酚,人造求偶素)
		炔雌醇
		尼尔雌醇(戊炔雌三醇,维尼安)
注射用		苯甲酸雌二醇针剂(女性素)
外用	经阴道	雌三醇软膏(欧维婷)
		普罗雌烯阴道胶囊(更宝芬)
	经皮	17β-雌二醇贴片(松奇)
		雌二醇凝胶

【注意事项】

1. 雌激素制剂最常见的不良反应有恶心、呕吐、头晕、白带增多、乏力等。

2. 有子宫的患者一定加用孕激素治疗,以保护子宫内膜。

3. 激素治疗特别是大剂量长期用药应注意:肝炎患者忌用,有肝炎史而肝功能尚正常者慎用或少用。实验证明天然雌激素对肝脏影响最少,结合雌激素对肝脏的影响大于天然雌激素,而合成非类固醇激素对肝脏的影响最大。

4. 雌激素的靶器官有病灶,如生殖道癌、乳腺癌或肝癌者忌用。

5. 未成年女性,特别是身材矮小者慎用,忌长时间大量应用雌激素,以防骨骺愈合过早,妨碍身长正常发育。

PART3

戊酸雌二醇

【药物特性】

戊酸雌二醇(商品名补佳乐)来源于大豆及薯蓣,是微粒化和酯化的雌二醇,溶解性好,吸收迅速而且完全。片剂,含量 1mg/ 片。服药后通常 4~9 小时达到雌二醇的最高血清浓度,约为 15pg/ml。多次给药后血清雌二醇浓度的平均值 30pg/ml 左右,停用戊酸雌二醇片后 2~3 天内,雌二醇浓度恢复到治疗前的水平。

【临床用途】

1. 低雌激素闭经患者的激素补充治疗(低促性腺激素闭经、卵巢早衰、单纯性性腺发育不良、雄激素不敏感综合征术后治疗) 人工周期每天戊酸雌二醇 2mg×21~28 天,后半期加用孕激素治疗 10~14 天,有周期性出血,建议治疗至绝经年龄 50 岁,以维持女性特征及骨骼的健康,定期 1 年体检。

2. 绝经后性激素治疗 有子宫且要求月经样出血患者,应用周期序贯治疗,戊酸雌二醇 1~2mg/d,共用 21~28 天,后半期加用孕激素 10~14 天;有子宫不希望有月经样出血的患者,应用雌孕激素联合连续治疗,戊酸雌二醇 1~2mg/d 同时加用孕激素(甲羟孕酮 2mg/d 或天然孕激素地屈孕酮 5mg/d),切除子宫患者单用雌激素 1~2mg/d 治疗,定期 1 年体检。

3. 辅助生殖技术 调整子宫内膜厚度,人工内膜的准备。

4. 宫腔粘连 行宫腔镜手术分离粘连后,放置节育环,同时应用大剂量雌激素治疗促进子宫内膜增殖修复,防止再粘连。

5. **异常子宫出血**（原为排卵功能障碍）　用于止血,适合应用在出血量多,血红蛋白低(<80g/L)的青春期异常子宫出血患者,戊酸雌二醇 4~6mg,每 8 小时一次给药,血止后维持用药三天后开始减量,每三天减原剂量的 1/3 量直至维持量 1mg,治疗至血红蛋白升高至 100g/L,给予孕激素治疗 10 天,停药等来月经。

6. **绝经后取宫内节育器**　戊酸雌二醇 3mg/d,连用 7 天。

7. **产后回奶**　戊酸雌二醇 3mg/ 次,一天三次,连用 5~7 天。

结合雌激素

【药物特性】

结合雌激素（商品名倍美力）为天然水溶性混合制剂,从孕马尿中分离提取,其中 45% 为硫酸雌酮(E1S),55% 为各种孕马雌激素,某些成分也具有少量孕激素或雄激素活性。有两种剂型:0.3mg 和 0.625mg,但是近年已经停产。

【临床用途】

同戊酸雌二醇。

17β- 雌二醇

【药物特性】

经微粒化处理,可以在消化道内迅速吸收,口服 1~2mg/d 4 小时达血药浓度高峰,24 小时内浓度大致稳定,目前尚无该制剂上市。

【临床用途】

同戊酸雌二醇。

PART3

己 烯 雌 酚

【药物特性】

己烯雌酚（乙烯雌酚，人造求偶素）为片剂，1mg/片。为非类固醇激素，但具有明显的雌激素活性，生理替代剂量为 1md/d。

【临床用途】

因不良反应大，妊娠期服用可导致女性胎儿今后发生阴道腺病甚至阴道腺癌，目前临床已经停用该制剂的雌激素。

炔 雌 醇

【药物特性】

每片 0.005mg、0.05mg，于雌二醇的 C17 部位加了 a 乙炔基，使口服有效，因炔雌醇代谢慢且与受体结合力强，故其效能约等于己烯雌酚的 15~20 倍。

【临床用途】

主要用于与不同的孕激素配伍口服避孕药，不适合应用于激素治疗和辅助生殖治疗。

尼 尔 雌 醇

【药物特性】

尼尔雌醇（戊炔雌三醇，维尼安）为片剂，2mg/片。为乙炔雌三醇环戊醚，20 世纪 80 年代由国内研制生产，是以一种合成的衍生于雌三醇的雌激素。因其在第 3 位碳上引入了环戊醚后增加了亲脂性，有利于肠道吸收并储存在脂肪组织中，缓慢释放，属长效雌激素。

【临床用途】

用于性激素治疗疗效明显,主要作用于阴道和宫颈管,对子宫内膜作用较小,但仍有子宫内膜增生的风险,故应每 3~6 个月加用孕激素行撤退性出血,但是目前有天然雌激素,已经不建议应用合成雌激素进行性激素治疗。

苯甲酸雌二醇针剂

注射用雌激素分别有苯甲酸雌二醇(女性素)、戊酸雌二醇、结合雌激素针剂等,目前国内只有苯甲酸雌二醇针剂。

【药物特性】

针剂,1mg/ml。苯甲酸雌二醇是雌二醇的苯甲酸酯,雌激素作用强,且起效快。

【临床用途】

目前临床上主要应用于因为排卵障碍引起的子宫异常出血的止血。

用法:肌注 2~4mg,每 6~8 小时一次,最大剂量不超过每天 12mg,血止 3 天后逐渐减量,每 3 天减 1/3 量,直至每天 2mg 维持治疗至血红蛋白升至 10g/L 以上,肌注黄体酮 20mg/d,共 3 天,撤退出血。

雌三醇软膏

【药物特性】

雌三醇软膏(商品名欧维婷)为霜剂,阴道局部用雌激素制剂,是天然短效雌三醇,弱雌激素活性制剂。

【临床用途】

1. 绝经后妇女有反复泌尿道感染或阴道缺乏雌

激素有阴道干涩、疼痛症的患者,第 1 周 500mg qd,再减至维持量(每周 2 次)。

2. 绝经后妇女阴道手术　术前 2 周 500mg qd,术后 2 周每周 2 次,1 次 500mg。

普罗雌烯阴道胶囊

【药物特性】

普罗雌烯阴道胶囊(商品名更宝芬)为阴道局部用雌激素制剂。普罗雌烯可作用于生殖道黏膜,起局部雌激素样作用,极少量进入血液循环,对全身雌激素靶器官影响很小。

【临床用途】

用于因雌激素不足导致的阴道萎缩;宫颈、阴道和外阴黏膜部分因分娩、局部手术或物理疗法等引起损伤的迁延不愈,结痂延迟。阴道内用,每天 1 粒,1 个疗程 20 天。

17β- 雌二醇贴片

【药物特性】

17β- 雌二醇贴片(商品名松奇)为外用雌激素制剂,经皮吸收(皮贴、霜剂)可避免口服雌激素的肝脏首过效应,剂量一般较口服剂量低,经皮吸收后雌激素储存于皮下缓慢释放,减少了肝脏的代谢负荷,且血液浓度稳定。17β- 雌二醇贴片为半水合雌二醇贴剂,贴片中的晶体起到雌二醇储库的作用,可以每 7 天给药一次,雌激素含量很低(1.5mg/ 贴),每天稳定释放雌二醇50μg 进入体循环,生物利用率达到 23%,并且不含促进剂,使皮肤过敏发生大大降低,安全性提高。

【临床用途】

可作为一些慎用雌激素的更年期患者的性激素治疗选择,如高血压、胆囊疾病、癫痫、偏头痛、血栓形成倾向或不宜口服用药者。一般情况下每次使用 1 个贴片,每个贴片可以使用 7 天,7 天后更换使用另一个新的贴片,特殊情况下,最多同时使用 2 个贴片,有子宫的患者需要加用孕激素。

雌二醇凝胶

【药物特性】

是一种凝胶制剂,目前国内使用较少,经皮肤表面给药,在人体皮肤平均渗透量为每天 50μg。

【临床用途】

每次 1.25~2.5g,每天 1~2 次,有子宫的患者需要加用孕激素。

二、孕激素制剂

孕激素是女性甾体激素,由卵巢黄体产生的孕激素是黄体酮。目前临床上应用的孕激素制剂主要分天然孕激素和人工合成孕激素两大类。孕激素主要应用于缺乏孕激素的月经调整以及内膜病变的逆转治疗、辅助生殖治疗的黄体支持以及早孕期的保胎治疗。

【药物特性】

孕激素制剂从其来源上可分为天然孕激素和人工合成孕激素两大类。天然孕激素制剂主要有黄体酮制剂、微粉化黄体酮(商品名:益玛欣)、黄体酮胶囊(丸)(商品名:琪宁),地屈孕酮(商品名:达芙通)是天然孕激素经紫外线照射结构逆转合成的孕激素。合成孕激

PART3

素主要分为以下 4 大类：

1. 17α- 羟孕酮类　为孕酮衍生物，包括甲羟孕酮、甲地孕酮、环丙孕酮。

2. 19- 去甲睾酮类　为睾酮衍生物，包括左炔诺孕酮、炔诺酮、去氧孕烯、孕二烯酮、诺孕酯、地诺孕素。

3. 19- 去甲孕酮类　包括地美孕酮、普美孕酮、诺美孕酮、醋酸烯诺孕酮、己酸孕诺酮；

4. 螺旋内酯衍生物　屈螺酮。

孕激素主要有 6 种剂型：针剂、片剂、丸剂、胶囊剂（可口服，也可置阴道内）、霜剂（阴道内用）、缓释剂（可以置子宫腔内或置阴道内或皮下埋植）。

天然孕激素和人工合成的孕激素都具有抑制下丘脑 - 垂体 - 卵巢轴和转化子宫内膜的作用。但是，由于合成类孕激素的不同来源，在发挥孕激素作用的同时，还可以表现出其他甾体类激素样作用，特别是长期使用或大量使用时，如 19- 去甲睾酮类可以同时表现出雄激素样作用，17α- 羟孕酮类可以有糖皮质激素样作用。临床上还根据某些合成类的孕激素具有较强的抗雄激素作用，用于对抗高雄激素血症，比如环丙孕酮；螺旋内酯衍生物具有抗盐皮质激素作用，对稳定血压有益。

【临床用途】

1. 孕激素撤退试验　对于闭经的患者，用于评估体内雌激素水平以确定闭经的类型。黄体酮 20mg/d 肌注，连续 3~5 天，如停药两周内出现撤退性出血，提示子宫内膜有一定水平的雌激素作用，闭经非低雌激素引起，而是无排卵所致孕激素缺乏所致，并且排除子宫性闭经。

2. 调整月经及转化内膜　孕激素可以使子宫内

膜由增殖期转化为分泌期,从而起到保护子宫内膜的作用。对于所有由于无排卵引起的月经失调,包括功能性子宫出血的止血和止血后的月经调整,均需要应用孕激素。

3. 孕激素在辅助生殖的应用 用于黄体支持和内膜转化。因人工合成孕激素有溶黄体等不利影响,应用于辅助生殖的孕激素都选用天然或近似天然的孕激素,如黄体酮制剂、微粉化黄体酮、黄体酮阴道凝胶或地屈孕酮等。

4. 孕激素在早孕期的保胎治疗 妊娠早期由于黄体功能不足所致先兆流产或既往有反复流产再次妊娠孕激素水平低的患者,可以给予孕激素进行保胎治疗。

【注意事项】

1. 孕激素制剂不良反应较小,偶尔有恶心。

2. 用量大、时间长,特别是炔诺酮可导致 ALT 升高,停药后可自然下降,故肝炎者忌用,有肝炎史而肝功能正常者慎用。

3. 若必须用孕酮保胎时,必须选用天然孕激素,不良反应最小,忌用具有雄激素活性的制剂如 19- 去甲基睾酮类制剂,以防女婴男性化。

三、雄激素制剂

目前尚未有针对女性应用的雄激素制剂。

第二节 促性腺激素

促性腺激素属糖蛋白激素,包括垂体前叶嗜碱性细胞分泌的促卵泡激素(FSH)和黄体生成激素(LH)

PART3

以及胎盘合体滋养层细胞分泌的人绒毛膜促性腺激素（hCG）。这3种激素都具有 α 和 β 两个亚基，它们的 α 亚基是相同的，β 亚基具有特异性，决定这3种促性腺激素特异的生物学作用。垂体促性腺激素在月经周期的不同时期具有不同的生理作用，其合成和分泌是受下丘脑促性腺激素释放激素的控制，同时受卵巢性激素对下丘脑垂体的负反馈调节，形成了正常月经周期中的生理变化。

一、促卵泡激素（FSH）

主要生理作用局限于性腺，即女性的卵巢和男性的睾丸。FSH 受体仅存在于卵泡的颗粒细胞和睾丸的支持细胞。在女性，FSH 的作用是促进卵泡的生长和发育，FSH 和受体结合后，可促使颗粒细胞增殖，激活颗粒细胞芳香化酶系统及诱导膜上的 LH 受体等，同时 LH 促进卵泡膜细胞合成雄激素，为颗粒细胞提供合成雌二醇的底物，这样 FSH 在 LH 协同下促进卵泡逐渐发展成熟和分泌雌二醇，即所谓的两种促性腺激素 - 两种细胞的学说。FSH 对睾丸的作用是促进精子的生成和成熟。

人类绝经期促性腺激素（HMG）

【药物特性】

HMG 是从绝经期妇女尿中提取的促性腺激素，效力根据国际参考制剂标准，以国家单位表示，商品制剂每安瓿含 FSH 及 LH 各 75IU（FSH∶LH=1∶1），目前在临床上应用的有国产的 HMG（商品名：乐宝得）和国外进口的高纯 HP-HMG（商品名：贺美奇）。

【临床用途】

主要应用于低促性腺激素闭经有生育要求的患者，因为该类患者两种促性腺激素都低，需要给予含有FSH 和 LH 激素的 HMG 进行促排卵治疗。开始 75~150IU qd,肌注,连用 7~12 天,至雌激素水平增高后,再肌注绒促性素。

高纯化的 FSH 制剂

【药物特性】

纯化的 FSH 是通过免疫色谱法从 LH 中分离而得,国内国外均有含不同纯度的 FSH 制剂。国产的尿源性 FSH(商品名:丽申宝)纯度相对低些,进口高纯化的 FSH 制剂 1 个安瓿中含 FSH 75IU,LH<1IU,商品名为福特蒙。

基因重组纯 FSH

【药物特性】

重组 FSH 是通过基因工程生产的纯制品,是目前临床应用最多的促卵泡激素,国外生产的商品名为果纳芬,有 75IU 的针剂,皮下注射,也有 450IU 的笔,便于患者操作,调节剂量。国产的基因重组 FSH 近期已经上市,商品名为金赛恒,75IU 针剂。

【临床用途】

用于多囊卵巢综合征不育患者的诱导排卵治疗以及行辅助生殖治疗的超促排卵治疗。

二、黄体生成激素(LH)

卵泡膜细胞核睾丸间质细胞存在 LH 受体。女性

PART3

的卵泡期,LH 的作用是诱导卵泡膜细胞内合成雄激素的酶系和生成颗粒细胞合成雌二醇的底物——睾酮和雄烯二酮,从而协同 FSH 促进卵泡发育和分泌雌二醇。月经中期 LH 排卵峰的作用为促进卵泡的进一步成熟和排卵,并与卵泡的颗粒细胞核卵泡膜细胞上的 LH 受体结合,促进颗粒细胞核卵泡膜细胞转化为黄体及分泌孕酮和雌激素。在男性,LH 也称为促间质细胞激素,其主要作用是促进睾丸的间质细胞产生睾酮,也协同 FSH 产生精子。

基因重组的 LH

【药物特性】

基因重组的 LH(商品名乐芮)是近两年上市的纯 LH 制剂,75IU,针剂。

【临床用途】

主要应用于 IVF-ET 治疗时,由于前期对患者进行垂体降调节治疗,正常卵泡发育至中晚期大小约 16mm 左右,需要有一定水平的 LH 促进卵泡的成熟,故在 IVF-ET 治疗中超促排卵中后期添加,以促进卵泡的进一步成熟。

三、人绒毛膜促性腺激素(hCG)

hCG 的 β 亚基有 145 个氨基酸,其中 121 个氨基酸及序列与 LH 完全相同,不同点是 hCG 羧基端具额外的 24 个氨基酸,称尾部。由于 hCG 与 LH 结构的相似性,因此 hCG 具有与 LH 相似的生物作用和免疫特性。hCG 为胚泡合体滋养叶细胞所分泌,胚泡着床后,血浆中 β-hCG 浓度以 1.7~2 天增长 1 倍的速度递增,于受精后 60~80 天达高峰,以后逐渐下降。hCG 确定的生理作用是支持黄体功能,胚泡在卵巢黄体功能旺盛期(排卵后 6~7 天)着床,着床后胚泡分泌的 hCG 促进卵泡膜黄体细胞进一步发育为妊娠黄体,阻止此时因垂体 LH 分泌下降引起的黄体萎缩,从而维持并加强黄体分泌雌、孕激素的功能,也维持了孕卵着床后孵育的内膜环境。

【药物特性】

hCG 国产的规格有 500IU、1000IU、2000IU、5000IU,肌内注射。用作卵泡成熟和黄体支持。国外有高纯的 hCG 制剂,商品名为艾泽,250μg,皮下注射,活性相当于 10 000IU 的国产 hCG。

【临床用途】

主要用于大卵泡的最后成熟和促进排卵。诱导排卵治疗时,当卵泡生长到 18mm 时,可以给予 hCG 500~10 000IU,以帮助卵泡的最后成熟和排卵。在 IVF 治疗中,超促排卵后,但有卵泡生长到 18~20mm,可以给予 hCG 10 000IU 或艾泽 250μg 进行卵泡的最后成熟,卵泡内颗粒细胞松弛,有利于获取卵子。

【注意事项】

临床应用促性腺激素的并发症主要有多胎妊娠和卵巢过度刺激综合征(OHSS),多胎妊娠容易引起母亲孕期的并发症增加,同时引起早产的风险增加,卵巢过度刺激综合征也是容易发生在诱导排卵和超促排卵治疗过程的严重并发症,严重的 OHSS 可能危及生命安全,都是值得重视的问题。

PART3

第三节 促性腺激素释放激素及其类似物

促性腺激素释放激素(GnRH)能够刺激腺垂体释放 FSH 和 LH,从而发挥生物效应,但是 GnRH 在体内会迅速被破坏,故通过改变其化学结构而合成了多种类似物,包括激动剂 GnRH-a 和拮抗剂。GnRH 激动剂口服不易吸收,一般作为肌内、皮下注射或经鼻给药。

曲 普 瑞 林

【药物特性】

曲普瑞林(商品名达菲林/达必佳),GnRH-a,常用剂型为:①注射剂:0.1mg,为短效制剂;②注射剂(储存制剂):3.75mg。肌内注射缓释剂型后,药物首先经历一个初始释放阶段。随后进入有规律的均匀释放阶段,持续释放 28 天。半衰期长 7 小时 30 分钟,生物利用度高。

【临床用途】

1. 治疗真性性早熟。

2. 治疗子宫内膜异位症。

3. 用于女性不孕症辅助生殖治疗。

4. 用于手术前子宫肌瘤的治疗。

5. 用于治疗男性前列腺癌。

【注意事项】

不良反应:男性为性欲减退、潮红或阳痿,可有肝药酶水平增高和血栓性静脉炎。少见的可有男性乳房发育。女性为阴道干涩、性交困难、闭经和潮红,由于雌激素水平下降,长期应用会导致轻度骨质丢失,但是一般在治疗停止后 6~9 个月即可恢复正常。少见的不良反应有头痛、发热、瘙痒、皮疹、瘀斑、疲乏和睡眠障碍。多数患者有胃肠道反应如：恶心、腹痛、胃部不适等。注射局部可出现疼痛和瘙痒。

禁忌证：对 GnRH、GnRH 类似物或药品任何一种成分过敏者；临床已诊断骨质疏松或其危险性（如骨密度降低）高；非激素依赖性的前列腺癌或前列腺切除手术后的患者；儿童渐进性脑瘤者；孕妇和哺乳期妇女。

亮 丙 瑞 林

【药物特性】

亮丙瑞林（商品名抑那通），GnRH-a，粉针剂，常用剂型为 3.75mg，可肌注或皮下注射，半衰期 3 小时 30 分钟，生物利用度为曲普瑞林的 50%。

【临床用途】

除了可用于上述曲谱瑞林治疗疾病种类外，还可以用于绝经前乳腺癌患者的治疗。

【注意事项】

一般不用于辅助生殖治疗，不良反应和禁忌证同曲谱瑞林。

静脉注射可诱发血栓，注射针头勿小于 6 号，部位应选上臂、腹部或臀部。每次注射应更换部位，并不得按摩注射部位。

戈 舍 瑞 林

【药物特性】

戈舍瑞林（商品名诺雷德），3.6mg，皮下埋植，半衰期 4 小时 10 分钟,生物利用度为曲普瑞林的 50%。

【临床用途】

可用于子宫内膜异位症的治疗,皮下注射,每 28 天 1 次,作腹壁皮下注射。

【注意事项】

一般不用于辅助生殖治疗,不良反应和禁忌证同曲谱瑞林。

第四节　短效口服避孕药和紧急避孕药

短效口服避孕药是雌、孕激素组成的复方制剂,雌激素成分为炔雌醇(EE),孕激素是主要起避孕作用的成分,其种类随配方及制剂不同而变化,而紧急避孕药则以单纯孕激素组成。自第一个短效口服避孕药于 1960 年问世以来,已经经历了 50 多年的发展,从开始的炔雌醇 150μg 至目前最低 EE 20μg 的雌激素用量,在保证避孕作用的同时,极大地减少了大剂量雌激素带来的不良反应,同时配伍的孕激素的改变,也从具有雄激素样活性到可以用于对抗雄激素的可用于治疗高雄激素血症的药物。避孕药的作用机制是多环节和多方面的,且因其所含成分、制剂、剂量和用法的不同而各异。主要作用机制为:抑制排卵,并改变子宫颈黏液,使精子不易穿透,或使子宫腺体减少肝糖的制造,让囊胚不易存活,或是改变子宫和输卵管的活动方式,阻碍受精卵的运送。目前常用的几种进口短效口服避孕药及其成分列表 17-2。

表 17-2 常用的几种进口短效口服避孕药及其成分

名称	成分
去氧孕烯炔雌醇片（妈富隆）	去氧孕烯 0.15mg+ 炔雌醇 30μg
炔雌醇环丙孕酮片（达英 -35）	环丙孕酮 2mg+ 炔雌醇 35μg
屈螺酮炔雌醇片（优思明）	屈螺酮 3mg+ 炔雌醇 30μg
去氧孕烯炔雌醇片（欣妈富隆）	去氧孕烯 0.15mg+ 炔雌醇 20μg
屈螺酮炔雌醇片（优思悦）	屈螺酮 3mg+ 炔雌醇 20μg

PART3

国内也有比较多的口服避孕药,在 20 世纪 60~70 年代应用比较广泛,但近年应用相对较少,但是在一些偏远地区还要有一定的应用。国产口服避孕药及其成分如表 17-3。

表 17-3 国产口服避孕药及其成分

商品名	成分
复发炔诺酮片（避孕片 1 号）	炔诺酮 0.625mg+ 炔雌醇 35μg
口服避孕片 0 号	炔诺酮 0.3mg+ 甲地孕酮 0.5mg+ 炔雌醇 35μg
复发左炔诺孕酮片	左炔诺孕酮 0.15mg+ 炔雌醇 30μg
左炔诺孕酮紧急避孕片（毓婷）	左炔诺孕酮 0.75mg
复发甲地孕酮片（避孕片 2 号）	甲地孕酮 1mg+ 炔雌醇 35μg
甲地孕酮探亲避孕片 1 号	甲地孕酮 2mg

【临床用途】

1. 应用于避孕 大多数 COC 的给药方案于月经周期的第 1~5 天开始服用,每天 1 片;停药 4~7 天,停药期间有少量阴道流血即撤退性出血。正确服用,COC 的避孕有效率可达 99% 以上。导致 COC 避孕失败的主要原因是服药不规律和漏服。当 1 个周期中漏服 3 片甚至更多药片时,其妊娠的可能性最大。漏服 1 片且未超过 12 小时,除须按常规服药 1 片外,应立即再补服 1 片,以后继续每天按时服用,无需采用其他避孕措施。紧急避孕药片的用法:于无防护的性生活后 72 小时内,口服左炔诺孕酮紧急避孕片 1 片,间隔 12 小时后再服 1 片,共服 2 片。探亲避孕药片的用法:在探亲当日口服 1 片甲地孕酮探亲片,以后每天晚上服 1 片,直至探亲结束,次日再服 1 片。探亲 14 天需服 16 片,探亲 15 天则需服 17 片。

2. 非避孕作用 ①用于治疗异常子宫出血;②用于治疗经前期紧张综合征;③用于治疗雄激素增高引起的痤疮和多毛;④用于治疗子宫内膜异位症。

COC 治疗内异症疼痛的机制是通过抑制排卵和子宫内膜生长,从而减少月经量和前列腺素分泌,降低宫腔压力和子宫痉挛。COC 治疗原发性痛经和内异症相关疼痛的有效率达 75%~90% 或以上。COC 是原发性痛经和子宫内膜异位症(内异症)相关疼痛的一线治疗药物,并可以治疗子宫腺肌病相关疼痛和月经量增多,可选择周期性或连续用药。COC 可以预防内异症手术后疼痛和异位囊肿的复发。不推荐 COC 用于治疗内异症合并不孕的患者。

【禁忌证】

1. 有或曾有血栓（静脉或动脉）、栓塞前驱症状（如心绞痛和短暂性脑缺血发作）。

2. 存在一种严重的或多个静脉或动脉血栓栓塞的危险因子。

3. 伴血管损害的糖尿病、严重高血压、严重异常脂蛋白血症。

4. 已知或怀疑的性激素依赖的生殖器官或乳腺恶性肿瘤、肝脏肿瘤（良性或恶性）。

5. 有或曾有严重肝脏疾病、肝脏功能未恢复正常。

6. 不明原因的阴道出血。

7. 已妊娠或怀疑妊娠、哺乳期妇女。

【注意事项】

1. **安全性**　COC 对生育的影响是可逆的，停药后即可恢复。本身无致畸作用，不增加胎儿先天畸形的风险，对染色体无影响。有高危因素存在时，如吸烟、肥胖、高血压、脂代谢异常、有血栓疾病史等，会增加 COC 使用者发生心血管疾病的风险；健康妇女中使用 COC，心血管疾病发生的绝对风险极低。COC 降低整体恶性肿瘤的死亡风险：COC 降低卵巢癌、子宫内膜癌、结直肠癌的风险，不增加或仅轻微增加乳腺癌风险，增加宫颈癌风险，但不是主要风险因素。

2. **不良反应**　通常在使用复方口服避孕药的开始几个周期时会出现一些轻度的反应，如恶心、头痛、乳房胀痛以及在月经周期中出现点滴的出血。一些较为少见的不良反应包括：呕吐、情绪抑郁；阴道分泌物改变;各种皮肤不适(如皮疹);体液潴留;体重改变;过敏反应;性欲改变。

第五节　长效避孕药具(皮埋、宫内孕激素释放系统)

一、皮下埋植

【避孕机制】

抑制排卵;减少子宫内膜厚度,使受精卵无法植入着床;子宫颈黏液保持黏稠,使精子无法进入子宫内;干扰卵母细胞在输卵管中的运送。

【药物特性】

主要药物成分:18-甲基炔诺酮 36mg×6=216mg,每天释放 20μg,效能达 5 年。

二、左炔诺孕酮宫内节育系统

【避孕机制】

左炔诺孕酮宫内节育系统(商品名曼月乐)在宫腔内主要发挥局部孕激素作用,能够抑制子宫内膜的合成,使子宫内膜对血液循环中的雌二醇失去敏感性,从而发挥强力的内膜增生拮抗作用,避孕作用主要通过使宫颈黏液增厚,精子不能通过;抑制精子的活动,抑制精子卵子的结合;抑制子宫内膜增殖,抑制着床。

【药物特性】

主要成分:左炔诺孕酮,52mg/个(20μg/24h)。左炔诺孕酮是一种孕激素,可以作口服避孕药与激素补充治疗中的孕激素成分,或单独用于做仅含有孕激素的避孕药及皮下埋植剂。也可通过宫内释放系统在宫腔内给药,可维持 5 年有效。

药代动力学:放置左炔诺孕酮宫内节育系统后,左炔诺孕酮在宫腔内的初始释放量为 $20\mu g/24hr$,5 年后降为约 $11\mu g/24h$,左炔诺孕酮在 5 年时间内的平均溶解速率约为 $14\mu g/24h$。这使生育年龄妇女放置后最初几周的血浆左炔诺孕酮浓度稳定在 $0.4\sim0.6nmol/L$($150\sim200pg/ml$)水平。年轻妇女长期使用 12、24 和 60 个月后,左炔诺孕酮血浆浓度分别为(180 ± 66)pg/ml、(192 ± 140)pg/ml 和(159 ± 60)pg/ml。因为药物的血浆浓度很低,所以孕激素的全身影响已降至最小。左炔诺孕酮的终末半衰期约在 $14\sim20$ 小时范围内。左炔诺孕酮以代谢物形式从尿与粪便中等量排泄。

【临床用途】

1. 避孕。

2. 特发性月经过多。

3. 痛经,尤其多用于子宫腺肌病的保守治疗。

【禁忌证】

1. 已知或怀疑妊娠。

2. 现患盆腔炎或盆腔炎复发。

3. 下生殖道感染。

4. 产后子宫内膜炎。

5. 过去 3 个月内有感染性流产。

6. 宫颈炎。

7. 宫颈非典型增生。

8. 子宫或宫颈恶性病变。

9. 先天性或获得性子宫异常,包括使宫腔扭曲的肌瘤。

PART3

10. 增加感染易感性的疾病。

11. 急性肝脏疾病或肝肿瘤。

12. 对该系统组成成分过敏。

【注意事项】

1. 较常见的不良反应有月经出血类型改变,包括点滴出血、月经期缩短或延长、不规则出血、月经过少、闭经、出血过多、腰痛和痛经。

2. 罕见的有头痛(亦包括罕见的偏头痛)、下腹痛、腰痛、皮肤疾病(如痤疮、皮疹及瘙痒)、阴道分泌物、乳痛和其他良性乳房情况、阴道炎、抑郁和其他情绪改变、恶心及水肿。

3. 其他不良反应如体重增加、脱发或油脂性头发、多毛症及腹胀也有个别病例报告。

（周远征　肖亚玲　郁　琦）

第十八章 | 辅助生育技术与生殖力保护

第一节 相 关 术 语

　　辅助生殖技术作为妇科内分泌一个相对年轻的分支,相关术语繁杂,涉及辅助生育技术的药物治疗;卵子、精子获取;胚胎发育及配子操作;临床结局评价等多个方面,本节列出相对常用的一些术语。

　　1. **辅助生殖技术**(assisted reproductive technology,ART) 所有通过体外处理人类卵子、精子或胚胎以获得妊娠为目的的治疗方法和过程,包括但不仅限于人工授精、体外受精-胚胎移植、卵子/精子/胚胎的冷冻、卵子/胚胎的捐赠及代孕。

　　2. **诱导排卵**(ovulation induction,OI) 对无排卵或排卵稀发者应用药物进行卵巢刺激,形成正常的排卵周期(模仿生理性的、一个优势卵泡的选择和排卵)来恢复正常的生育功能。

　　3. **控制下卵巢刺激**(controlled ovulation stimulation,COS) 目的旨在诱导多个优势卵泡发育,即多个卵母细胞成熟,以增加妊娠几率。

　　4. **受精**(fertilization) 精子穿透卵子的放射冠和透明带,卵子和精子的遗传物质结合形成受精卵的过程。

　　5. **体外受精**(in vitro fertilization,IVF) 在体外完

成受精的 ART 过程。

6. 辅助孵出（assisted hatching，AH） 用机械、化学或激光的方法削弱透明带，以利于囊胚孵出的操作过程。

7. 胚胎移植（embryo transfer，ET） 将胚胎放入子宫腔内的过程。

8. 卵胞质内单精子注射技术（intracytoplasmic sperm injection，ICSI） 将单个精子注射进卵细胞质内的过程。

9. 植入前遗传学诊断（preimplantation genetic diagnosis，PGD） 通过检测卵子的极体、受精卵的卵裂细胞、胚胎的滋养层来检测特定的遗传性物质、染色体结构和（或）数目异常。

10. 植入前遗传学筛查（preimplantation genetic screening，PGS） 通过检测卵子的极体、受精卵的卵裂细胞、胚胎的滋养层发现非整倍体、突变。

11. 显微操作（micromanipulation） 对卵子、精子、受精卵和胚胎等进行显微操作过程的技术，如 ICSI、PGD，辅助孵出。

12. 冷冻保存（cryopreservation） 用程序冷冻或玻璃化冷冻程序来储存配子、合子、胚胎或生殖腺组织的技术过程。

13. 取卵周期（oocytes retrieval cycle） 进行了取卵的 ART 周期。注：无论是否进行后续的胚胎移植均视为一个取卵周期。

14. 胚胎移植周期（embryo transfer cycle） 将一个或多个胚胎放入子宫腔的一个 ART 周期。

15. 冻融胚胎移植周期（frozen/thawed embryo

transfer cycle,FET) 以冻融胚胎复苏后移植为目的ART周期。注:一个冻融胚胎移植周期是以药物治疗或自然周期监测开始。

16. **卵巢过度刺激综合征**(ovarian hyper stimulation syndrome,OHSS) 药物刺激卵巢后因雌激素水平过高而引起的全身性过度反应,具有一系列相应的临床和实验室表现。根据腹水程度、卵巢大小、呼吸系统、血液系统及代谢并发症可分为轻度、中度、重度。

第二节 诱 导 排 卵

刺激卵巢的药物有多种,直接或间接作用在下丘脑 - 垂体 - 卵巢轴的不同部位,并通过不同的作用机制产生效应。有的药品价格昂贵,用药方法较复杂,必须严密观察病人的反应以调整剂量或改变方案。若应用不当不但效果不好,有时还会产生不良副作用,如严重的卵巢过度刺激综合征。另外,若一次排出较多卵泡同时受孕会导致高序多胎,而引起相应的合并症,对母胎都不利。药物的选择应从简单到复杂。

1. **枸橼酸氯米芬**(克罗米芬或舒经芬)(clomiphene citrate,CC) CC 为口服药,用法较简单,价格也便宜,CC 作用于下丘脑,占据下丘脑的雌激素受体,阻断内源性雌激素的负反馈作用,下丘脑分泌 GnRH,作用于垂体,促使 FSH、LH 水平上升,刺激卵泡发育。但它同时也具有抗雌激素作用,影响子宫颈黏液,使之变为黏稠,精子不易穿入;影响子宫内膜厚度;影响输卵管蠕动不利于胚胎运输。

用法:于月经 5~9 天给 CC 每天 50mg(每片含

PART3

50mg）共 5 天，用 CC 后，告知病人测 BBT，有规律的性生活。也可以监测卵泡发育，观察优势卵泡增大到 18mm 直径时可以加用绒毛促性腺激素（human chorionic gonadotropin，hCG）10 000IU 诱发排卵，指导同房。如无排卵，可在下一周期逐渐加量，加至每天 150mg，无效时考虑其他诱导排卵方法。治疗应该限于 6 个排卵周期或 12 个总周期 CC 用药。

2. **来曲唑** 通过抑制由芳香化酶介导的雄激素到雌激素的转化作用，从而减少循环中的雌二醇，反馈性促进垂体分泌 FSH，同时增加了卵巢对 FSH 的敏感性，来曲唑每天 2.5~7.5mg，用药 5 天。给药时机与克罗米芬氯米芬类似。与克罗米芬氯米芬相比，来曲唑表现出对内膜发育的负面影响更少，但来曲唑说明书上无诱导排卵的适应证，使用前知情签字。

3. **人绝经后促性腺激素**（human menopausal gonadotropin，HMG） 是从绝经后妇女尿中提取的，又称尿促性腺激素，每支 HMG 含 75U FSH 和 75U LH。

4. **促卵泡生长激素**（follicle stimulating hormone，FSH） FSH 在卵泡期促进卵泡的生长。

HMG 和 FSH 可单独应用或与 CC 同用。用药剂量大时容易导致多个卵泡发育，导致多胎率的增加和卵巢过度刺激风险，药物刺激卵巢前应了解男性精液的情况及输卵管是否通畅。

5. **B 超监测排卵** 在正常月经周期，8~10 天可以观察到优势卵泡，至排卵时卵泡直径为 20~24mm，每个个体在不同的月经周期有不同的最大卵泡直径。卵泡直径在 12mm 之前平均每天直径增长 1mm，直径 12mm 之后每天直径增长 2mm。通常在卵泡直径 18~20mm

时给予 hCG 诱导排卵。估计 36 小时后排卵。诱导排卵周期有时可能会有多个卵泡发育,如果有 ≥3 个卵泡直径 ≥14mm,则应停止 hCG 注射,以避免多胎妊娠和卵巢过度刺激的发生。

超声检测的优势还在于能发现黄素化不破裂卵泡综合征(luteinized unruptured follicle syndrome,LUFS),即 B 超监测显示卵泡生长,但 LH 峰后 48 小时卵泡不消失,反而回声变浑浊。LUFS 的基础体温、宫颈黏度及子宫内膜变化等均与正常排卵相似,给人以排卵假象,是不孕症的原因之一,正常人群每周期有 10% 的可能性发生 LUFS,而氯米芬周期有 30% 的可能性发生 LUFS。阴道超声还可以清晰观察子宫内膜的厚度。

第三节　人 工 授 精

人工授精:根据精液来源分为用丈夫精液(artificial insemination by husband,AIH)和供精者精液(artificial insemination by donor,AID)来进行的人工授精。根据精子注入部位分为阴道内人工授精、宫颈内人工授精和宫腔内人工授精、直肠子宫陷凹人工授精。最常用的部位是宫腔内人工授精,成功率最高。注:如非特指,人工授精指的是使用丈夫精液的宫腔内人工授精。

人工授精的前提是至少有一侧输卵管通畅,精液质量满足一定的标准。

(一)丈夫精液人工授精

适应证包括:

1. 男性因少精、弱精、液化异常、性功能障碍、生殖器畸形等不育。

2. 宫颈因素不育。

3. 生殖道畸形及心理因素导致性交不能等不育。

4. 免疫性不育。

5. 不明原因不育。

禁忌证包括：

1. 男女一方患有生殖泌尿系统急性感染或性传播疾病。

2. 一方患有严重的遗传、躯体疾病或精神心理疾患。

3. 一方接触致畸量的射线、毒物、药品并处于作用期。

4. 一方有吸毒等严重不良嗜好。

（二）供精人工授精

适应证包括：

1. 不可逆的无精子症、严重的少精症、弱精症和畸精症。

2. 输精管复通失败。

3. 射精障碍。

4. 适应证 1、2、3 中，除不可逆的无精子症外，其他需行供精人工授精技术的患者，医务人员必须向其交代清楚：通过卵胞质内单精子显微注射技术也可能使其有自己血亲关系的后代，如果患者本人仍坚持放弃通过卵胞质内单精子显微注射技术助孕的权益，则必须与其签署知情同意书后，方可采用供精人工授精技术助孕。

5. 男方和（或）家族有不宜生育的严重遗传性疾病。

6. 母儿血型不合不能得到存活新生儿。

禁忌证包括：

1. 女方患有生殖泌尿系统急性感染或性传播疾病。

2. 女方患有严重的遗传、躯体疾病或精神疾患。

3. 女方接触致畸量的射线、毒物、药品并处于作用期。

4. 女方有吸毒等不良嗜好。

由于供精人工授精存在明显的社会家庭伦理问题，因此我国卫生主管部门规定，进行供精人工授精需要取得专门的资质，并由国家批准的精子库提供供精。

（三）人工授精的方法及操作过程

1. 术前准备实施授精前，不育夫妇签订《知情同意书》及《多胎妊娠减胎术同意书》，及时做好不育夫妇的病历书写并按《医疗机构病历管理规定》严格管理，卵泡数目过多的患者需要考虑穿刺或放弃本周期，避免出现 OHSS。

2. 人工授精可以在自然周期或药物促排卵周期下进行，但严禁以多胎妊娠为目的的使用促排卵药，通过 B 超和有关激素水平联合监测卵泡的生长发育；根据超声和激素结果确定排卵时间，适时实施人工授精。

3. 用于人工授精的精子必须经过洗涤分离处理，行宫腔内人工授精，其前向运动精子总数不得低于 1 千万条。

4. 患者排空膀胱，截石位，医师用人工授精管吸取所有悬液后插入宫颈口，以刚过宫颈内口为宜，缓慢注入。等 30 秒钟后，缓慢拔出人工授精管。结束操作，患者平卧 20~30 分钟。

5. 术后处理，可用药物支持黄体功能；人工授精后 14~16 天诊断生化妊娠，若孕 6 周 B 超确认临床妊

PART3

娠;三胎及以上多胎妊娠必须进行选择性减胎术。

第四节 体外受精 - 胚胎移植

体外受精 - 胚胎移植,俗称试管婴儿治疗,是指从妇女体内取出卵子,体外培养后加入经过处理的获能的精子使之受精,受精卵发育成 2~8 个细胞的胚胎或囊胚后,移植回母体子宫内并使之着床的完整过程。主要的技术程序包括控制性药物刺激卵巢、穿刺取卵、体外受精、胚胎体外培养、胚胎移植、黄体支持等步骤。

体外受精 - 胚胎移植根据精子卵子结合的方式,又分为常规体外受精 - 胚胎移植和卵胞质内单精子显微注射。

(一)体外受精 - 胚胎移植
适应证包括:

1. 女方各种因素导致的配子运输障碍。

2. 排卵障碍。

3. 子宫内膜异位症。

4. 男方少、弱精子症。

5. 不明原因的不育。

6. 免疫性不孕。

(二)卵胞质内单精子显微注射
适应证包括:

1. 严重的少、弱、畸精子症。

2. 不可逆的梗阻性无精子症。

3. 生精功能障碍(排除遗传缺陷疾病所致)。

4. 免疫性不育。

5. 常规体外受精失败。

6. 精子顶体异常。

7. 需行植入前胚胎遗传学检查的。

（三）体外受精 - 胚胎移植

禁忌证包括：

1. 男女任何一方患有严重的精神疾患、泌尿生殖系统急性感染、性传播疾病。

2. 患有《母婴保健法》规定的不宜生育的、目前无法进行胚胎植入前遗传学诊断的遗传性疾病。

3. 任何一方具有吸毒等严重不良嗜好。

4. 任何一方接触致畸量的射线、毒物、药品并处于作用期。

5. 女方子宫不具备妊娠功能或严重躯体疾病不能承受妊娠。

（四）体外受精 - 胚胎移植的过程

在月经周期的特定时间使用 GnRH-a，这一过程称为降调节，根据降调节的时间长短。降调节时间从 10 天左右到 3 个月左右不等。降调节满意后开始注射促性腺激素刺激卵巢，适时添加 HMG 或 LH，卵泡达到一定大小后注射 hCG。

注射 hCG 后 36 小时左右取卵，患者排空膀胱冲洗阴道后经阴道超声引导下穿刺各个卵泡，抽吸所有达到一定大小的卵泡，根据情况使用冲洗液冲洗卵泡，另有临床胚胎学家在体视显微镜下寻找卵泡液中的卵 - 冠 - 丘复合物，并将其清洗后置入培养液中，放入培养箱中孵育。

取卵当天丈夫手淫取精。对精液进行分离处理，取卵后 3~4 小时进行授精，授精方法分为常规体外受精和卵胞质内精子显微注射。

PART3

　　受精后的胚胎发育遵循严格的时间规律,多数中心会选择在受精后68小时选择合适的胚胎进行移植。移植胚胎的数目目前的规定是35岁以下首次治疗不超过2枚,其他情况不超过3枚,应尽可能减少移植胚胎的数目。

　　移植日患者憋尿,经腹部超声引导下移植。医师将移植管外管插入宫颈管,顶端刚过宫颈内口。由临床胚胎学家用移植内管吸取胚胎,将移植管内管插入移植管外管中并进入宫腔合适的部位,注入胚胎,之后,缓慢地拔出移植内、外管。移植时避免对子宫和内膜的刺激,轻柔操作,尽量不使用宫颈钳、探针。

　　移植后剩余的胚胎,将选择质量较好的进行胚胎冷冻,或者进一步培养至受精后116小时以上,将发育到囊胚的胚胎进行冷冻保存。

　　移植后,采用适当的药物进行黄体支持,注意患者主诉症状,出现腹胀、尿少、呼吸困难等情况要高度警惕是否存在OHSS,确定妊娠后,对于三胎及以上多胎妊娠必须实施减胎术,应尽量避免双胎,严禁三胎和三胎以上的妊娠分娩。应对体外受精-胚胎移植出生的婴儿进行随访,随访率不得低于95%。

第五节　辅助生育技术的并发症

　　辅助生育技术的常见并发症包括卵巢过度刺激综合征、多胎妊娠、感染、出血、其他脏器损伤、异位妊娠等

(一)卵巢过度刺激综合征

　　卵巢过度刺激综合征(ovarian hyperstimulation syndrome,OHSS)是辅助生育技术最为重要的并发症。

OHSS 由刺激卵巢的药物引起,是一种严重医源性疾病,偶发于自然妊娠,与患者敏感度、内分泌状态、药物种类及数量、妊娠状况相关。特征为双侧卵巢囊性增大、毛细血管通透性增加、急性体液及蛋白外渗入第三体腔,引发血液浓缩、低血容量、电解质紊乱、肝肾功能受损及血栓形成等一系列临床病理改变,严重者若缺乏适当治疗可危及生命。目前重度 OHSS 的发生率在1%~3% 左右。

最重要的原则是预防 OHSS 的发生。对中重度OHSS 及时预防、诊断、控制,应避免和杜绝极重度的OHSS。卵巢刺激治疗中注意控制卵泡数量,防止出现过高的雌激素水平,取卵后尽量减少 hCG 的使用,如果存在 OHSS 风险,本周期不应该移植,冷冻胚胎,择期复苏移植。治疗上,主要措施是维持血液循环中的胶体渗透压,可以静脉使用白蛋白制剂,保持有效血容量。胸水、腹水较多时影响呼吸循环者可以适当放腹水胸水,纠正血液浓缩状态和水电解质酸碱平衡失调。必要时使用抗凝治疗预防血栓形成。对于病情严重的患者需要终止妊娠。

(二)多胎

多胎妊娠是辅助生育技术的常见并发症。双胎的妊娠并发症和围产儿并发症明显升高,而三胎及以上的多胎则更为严重。诱导排卵治疗和体外受精 - 胚胎移植治疗均可能导致多胎。体外受精 - 胚胎移植的多胎率可能超过 20%,因此目前各生殖中心均在尽力减少移植胚胎的数量,减少多胎发生。辅助生育技术造成的多胎通常为多个卵母细胞受精,多个胚胎着床造成的,但是辅助生育技术也造成单卵双胎比例的增加,机制目前尚不清楚,可能与体外培养环境不良有关。

多胎妊娠应考虑减胎术,尤其是三胎及三胎以上妊娠。减胎术通常在孕7周后进行。可以经阴道超声或腹部超声引导下进行。

(三)感染

药物刺激卵巢后的卵巢内有多个卵泡发育,有可能取卵后这些卵泡内及盆腔内积蓄血液或形成血肿,成为感染的重要诱因。因此取卵术中应严格无菌操作,并尽量减少出血。

第六节　其他衍生技术

衍生技术主要指的是与体外受精 - 胚胎移植相关的其他技术。

一、胚胎冷冻

胚胎冷冻:体外受精 - 胚胎移植治疗中,对暂时不具备移植条件,但有发育潜能的胚胎采用适当技术手段处理后保存于低温条件的操作。冷冻方法包括程序冷冻和玻璃化冷冻两类,目前玻璃化冷冻技术是主流。冷冻的胚胎通常保存于液氮内。

(一)胚胎的冷冻和复苏

包括以下几个步骤:

1. 选择需要冷冻的胚胎。
2. 准备装载胚胎的冷冻容器(冷冻载体)。
3. 将胚胎放入含有冷冻保护剂的溶液中平衡。
4. 降温。
5. 置入液氮中保存,期限根据患者临床需求而定。

6. 从液氮中取出升温至室温。

7. 胚胎置入培养液中并逐步替换出细胞内的冷冻保护剂。

8. 短时间培养胚胎后进行胚胎移植。

（二）胚胎冷冻的适应证

1. 新鲜取卵周期因为各种原因不能进行胚胎移植，包括卵巢过度刺激、子宫内膜异常、发热等。

2. 移植后剩余的胚胎，但具备发育潜能。

3. 捐卵后受精形成的胚胎，需冷冻 6 个月以上，待供者经过感染性疾病的检查后再行移植。

异常受精卵形成的胚胎或发育异常的胚胎应丢弃，不能进行冷冻。

二、植入前胚胎遗传学诊断（PGD）

是指在体外受精及胚胎移植治疗中，在胚胎移植之前完成的基因或染色体核型分析，通过这种方法筛选正常胚胎，避免选择性流产，减少出生缺陷。诊断的标本包括极体、卵裂期胚胎活检或囊胚活检。

进行 PGD 治疗需要申请单独的许可证。

（一）PGD 适应证

1. 单基因相关遗传病。

2. 染色体病。

3. 性连锁遗传病。

4. 可能生育异常患儿的高风险人群等。

（二）PGD 禁忌证

1. 同体外受精 - 胚胎移植。

2. PGD 不得用于无医疗指征的性别筛选。

（三）PGD 的基本过程

1. 进行体外受精。

2. 授精方法采用卵胞质内单精子显微注射。

3. 胚胎培养至取卵后 3 天或 5 天。

4. 进行胚胎活检（卵裂期活检或囊胚活检）。

5. 将取得的细胞进行固定和处理。

6. 进行分子生物学诊断，包括 FISH、PCR、arrayCGH、NGS 等，具体技术方法根据需要检测的内容而定。

7. 如果能在移植前完成以上操作，则选择可移植的胚胎进行胚胎移植。

8. 如果移植前不能完成诊断，则将所有胚胎冷冻保存，每容器一个胚胎，择期复苏移植。

PGD 前，夫妻双方需签署《PGD 知情同意书》，告知该治疗的意义及不确定性（有可能无法得到诊断结果或无合格胚胎可以移植），如果需要诊断的是单基因遗传病，根据情况事先收集先证者、夫妻双方等相关人员的外周血 DNA 标本。

三、卵母细胞体外成熟

卵母细胞体外成熟（in vitro maturation of immature oocytes，IVM）：未成熟卵母细胞体外培养至成熟，进行常规 IVF-ET。适用于 PCOS 患者 OHSS 高风险的、卵巢反应低下、不能接受药物刺激卵巢的病人。主要问题：卵胞质发育不成熟，胚胎发育潜能差。与子宫内膜不同步。安全性尚不明确。

由于胚胎冷冻技术的迅速进步成熟，不进行新鲜周期移植而冷冻全部胚胎，能有效预防 OHSS 而不会明显降低妊娠率,因此 IVM 的主要适应证,以预防 OHSS 风险为目的,临床意义已经不明显。

第七节　生殖力保护技术

一、卵母细胞冻存

卵母细胞冻存技术,因为体外冷冻状态的卵母细胞将来必然需要体外受精形成胚胎后才能移植回体内,因此卵母细胞冻存也属于 IVF-ET 技术的衍生技术,因而,在我国实施此技术必须符合体外受精 - 胚胎移植的适应证。对于不符合适应证的病人、单身女性或仅仅为了“保存卵子”留待以后使用的女性,在我国大陆地区政策上不允许实施此技术。

卵母细胞冷冻的方法与胚胎冷冻类似,经过近十余年的技术进步,冷冻复苏卵母细胞受精后胚胎的发育已经有了明显的改善,妊娠率也逐渐接近新鲜卵母细胞的水平。

二、卵巢组织冻存

卵巢组织冻存技术,不属于 IVF-ET 技术的衍生技术。卵巢组织冷冻作为女性保存生殖力的方法之一,尤其适用于因疾病必须切除卵巢或必须行放疗、化疗可能损伤卵巢功能的年轻女性患者。研究证实,患恶性肿瘤的年轻患者接受放疗或化疗后将有 1/3 不孕。为了保存生育能力,这些患者可以通过正常卵巢组织冷冻保存,待放疗、化疗后再行卵巢移植,可以重新恢复生育能力,已有成功获得出生婴儿的报道。但是,由

PART3

于卵巢组织中含有数目、大小、水含量和渗透性各不相同的多种细胞同时存在血管系统，更接近于器官冷冻，目前尚无统一标准的最佳冷冻卵巢组织的方法。

相关文献报道的主要方法有程序化慢速冷冻和玻璃化冷冻法，大部分文献报道需要将卵巢组织在冻前分成较小的组织块，但是组织块的厚度及大小都会影响冷冻保护剂的渗透，从而减弱冷冻过程中的保护作用。目前，对于组织切块的处理大多数剪成厚约 1mm，表面积 $1mm^2 \sim 1cm^2$ 大小。

冷冻的卵巢组织复苏后移植方式包括自体原位移植、自体异位移植和异种移植。

1. 自体原位移植　有利于卵泡发育及恢复妇科内分泌功能。如果子宫、输卵管形态及功能良好，有自然妊娠的可能，是最合适的移植方法。但是自体原位移植需经过侵入性操作且移植卵巢组织的数量有限。

2. 自体异位移植　移植组织的数量无限制，操作简单且便于监测卵泡发育和取卵。移植到腹膜下的卵巢组织，发育至直径≥15mm 的卵泡显著增多，而移植到皮下的卵泡则发育迟缓。

3. 异种移植　将人类卵巢组织移植于动物体内，以了解卵巢组织的生长发育潜能。由于人类卵巢组织来源有限，组织相容性白细胞抗原配型困难，免疫排斥反应，昂贵的治疗费用以及社会伦理等问题，限制了人类卵巢组织异种移植的临床应用。

（孙正怡　邓成艳）